Leben Lernen

Die Reihe »Leben Lernen« stellt auf wissenschaftlicher Grundlage Ansätze und Erfahrungen moderner Psychotherapien und Beratungsformen vor; sie wendet sich an Fachleute aus den helfenden Berufen, an psychologisch Interessierte und an alle nach Lösung ihrer Probleme Suchenden.

Alle Bücher aus der Reihe ›Leben Lernen‹ finden Sie unter: www.klett-cotta.de/lebenlernen

Das freie Assoziieren gehört historisch gesehen zu den psychoanalytischen Techniken nach Freud, der diese Technik aus der Hypnose heraus entwickelt hat. Sie bietet dem Unbewussten viel Raum, was sich hervorragend für die Ressourcenaktivierung und intuitives Arbeiten nutzen lässt. Trotz der vielseitigen Anwendungsmöglichkeiten wird mit dieser Intervention in der modernen Hypnotherapie bislang erstaunlicherweise kaum gezielt gearbeitet.
Dieses praxisnahe Buch erläutert Hintergründe und genaue Vorgehensweisen zum freien Assoziieren in Hypnose. Dadurch wird deutlich, wie dieser Ansatz unbewusste Ressourcen und Lösungsstrategien von Patient:innen in besonders effizienter und kreativer Weise ans Licht bringt. Die zahlreichen Fallbeispiele zeigen außerdem, wie sich diese wirkungsvolle Intervention elegant in unterschiedliche Therapieansätze integrieren lässt und das schulenübergreifende Arbeiten bereichert.

Katrin Breitbach

Freies Assoziieren in Hypnose

Eine bewährte Intervention für die Ressourcenarbeit neu entdecken

Klett-Cotta

Klett-Cotta
www.klett-cotta.de
J. G. Cotta'sche Buchhandlung Nachfolger GmbH
Rotebühlstr. 77, 70178 Stuttgart
Fragen zur Produktsicherheit: produktsicherheit@klett-cotta.de

Cover: Klett-Cotta-Design
unter Verwendung einer Abbildung von Nataba/iStock by Getty Images
Gesetzt von Eberl & Koesel Studio, Kempten
Gedruckt und gebunden von CPI – Clausen & Bosse, Leck
Lektorat: Dr. Petra Kunzelmann, Coburg
ISBN 978-3-608-89327-4
E-Book ISBN 978-3-608-12428-6
PDF-E-Book ISBN 978-3-608-20708-8

Bibliografische Information der Deutschen Nationalbibliothek
Die Deutsche Nationalbibliothek verzeichnet diese Publikation in der
Deutschen Nationalbibliografie; detaillierte bibliografische Daten
sind im Internet über http://dnb.d-nb.de abrufbar.

Für Vladimir

»Ich suche nicht – ich finde.
Suchen ist das Ausgehen von alten Beständen
und ein Findenwollen von bereits Bekanntem.
Finden, das ist das völlig Neue.
Alle Wege sind offen,
und was gefunden wird, ist unbekannt.
Es ist ein Wagnis, ein heiliges Abenteuer.
Die Ungewissheit solcher Wagnisse
können eigentlich nur jene auf sich nehmen,
die im Ungeborgenen sich geborgen wissen,
die in der Ungewissheit, in der Führerlosigkeit geführt werden,
die sich im Dunkeln einem sichtbaren Stern überlassen,
die sich vom Ziele ziehen lassen
und nicht selbst das Ziel bestimmen.«
Pablo Picasso

Inhalt

Einleitung

Das freie Assoziieren stellt eine der ältesten Interventionen in der modernen Psychotherapie dar. Diese wurde von Sigmund Freud in den 1890er Jahren aus dem damals verbreiteten Hypnotismus entwickelt und ist eine der wichtigsten Säulen der Psychoanalyse, um unbewussten Prozessen auf die Spur zu kommen. Dieser Ansatz spielt daher historisch bedingt in den psychodynamischen Psychotherapierichtungen eine wichtige Rolle, wohingegen explizites Arbeiten mit freien Assoziationen in behavioralen, systemischen und humanistischen Verfahren praktisch nicht adressiert wird, obwohl Assoziationen auch hier unwillkürlich auftauchen und gezielt nutzbar gemacht werden können. Wenngleich die Integration unterschiedlicher und mitunter widersprüchlich erscheinender therapeutischer Herangehensweisen voranschreitet, so erschwert das in Teilen immer noch vorhandene rigide »Schulendenken« vieler Therapeuten den Blick über den Tellerrand. Die Hypnotherapie, die sich aufgrund ihrer breiten Einsatzmöglichkeiten und ihres wenig dogmatischen Verständnisses keinem der großen Therapieverfahren eindeutig zuordnen lässt, kann hier als flexibler Ansatz dienen, freies Assoziieren auch nicht-psychodynamisch arbeitenden Therapeuten zugänglich zu machen, um das große Potential dieser Intervention zu nutzen. Auf diese Weise kann freies Assoziieren auch zu seiner Wurzel zurückkehren, da sie von Freud aus seiner Arbeit mit der Hypnose heraus entwickelt wurde. Von Freud ist dazu überliefert:

> *»Man kann die Bedeutung des Hypnotismus für die Entstehungsgeschichte der Psychoanalyse nicht leicht überschätzen. In theoretischer wie therapeutischer Hinsicht verwaltet die Psychoanalyse ein Erbe, das sie vom Hypnotismus übernommen hat.« (Freud 1969, S. 407; zit. nach Markert 2005).*

Obwohl die Technik des freien Assoziierens im Rahmen der wenig verbreiteten Hypnoanalyse von entsprechend geschulten Hypnotherapeuten durchaus genutzt wird, findet sich dazu in den gängigen Lehrbüchern sowie Fort- und Weiterbildungen der Hypnotherapie kaum etwas. Die gezielte Arbeit mit freien Assoziationen in hypnotischen Zuständen spielt in der gegenwärtigen Praxis daher kaum eine Rolle.

Freie Assoziationen bieten dem Unbewussten grundsätzlich sehr viel Raum und Platz, was sich für die Ressourcenfindung und -aktivierung nutzen lässt. Und da dies das Kernstück der modernen Hypnotherapie darstellt, erscheint es sehr legitim, diesen »alten Wein« einmal in den Schlauch der Hypnose des 21. Jahrhunderts zu gießen. Wie am Ende deutlich werden mag, kann man dann vielleicht auch von einem Wein sprechen, der zu seinem alten Schlauch zurückfindet, der sich im Laufe der Zeit lediglich gewandelt und modernisiert hat. Im Grunde geht es darum, das freie Assoziieren in Hypnose gezielt anzustoßen, um unbewusste Ressourcen und Lösungsmöglichkeiten besonders kreativ und effizient ans Licht zu bringen. Dies ist ganz im Sinne der nach Milton Erickson geprägten Hypnotherapie, bei der der Patient in Trance Zugriff auf seine Ressourcen und individuellen Lösungswege findet, was im normalen Wachzustand kaum gelingt. Auf das Unbewusste als innere Instanz zu vertrauen, die das richtige Tempo und den richtigen Zeitpunkt für das Auftauchen innerer Ressourcen kennt, ist dafür unverzichtbar. Dies bedeutet auch, über eine ausreichend gute therapeutische Intuition verfügen zu müssen sowie die Indikationen und Vorgehensweisen beim freien Assoziieren kompetent einschätzen zu können, um mit diesem »scharfen Skalpell der Psyche« sicher umgehen zu können.

Dieses Buch möchte den Leserinnen und Lesern die freie Assoziation als eine ausgesprochen spannende und wirkungsvolle Intervention für die Arbeit in Hypnose vorstellen. Sie lässt sich hervorragend für Entspannungs- und Ressourcenarbeit nutzen und kann gleichermaßen für die gezielte Verarbeitung belastender Lebensereignisse dienen oder dafür, dysfunktionale Verhaltensweisen zu ändern. Die Anwendung kann sporadisch in einzelnen Sitzungen erfolgen oder sich wie ein roter Faden durch die gesamte Behandlung ziehen. Die Möglichkeiten sind dabei so vielfältig, wie wir es von der Arbeit mit Hypnose kennen, und dabei immer pragmatisch und an den individuellen Bedürfnissen von Patienten und Therapeuten orientiert. Meiner Erfahrung nach können mit diesem Vorgehen gerade bei kurzen Behandlungszeiten, in denen nur wenige Sitzungen zur Verfügung stehen, sehr effizient Behandlungsziele erreicht werden.

Bei der Arbeit mit freien Assoziationen in Trance spielt die Intuition auf Seiten des Therapeuten eine herausragende Rolle. Im vorliegenden Buch wird auf diese oft vernachlässigte Seite des psychotherapeutischen Arbeitens daher im Besonderen eingegangen (siehe dazu Kapitel 2). Um über ausreichende Intuition zu verfügen, bedarf es neben den persönlichen Eigenschaften eines besonders breiten Wissens- und Erfahrungsschatzes sowie umfangreicher Selbsterfahrung in Hypnose. Eine professionelle Psychotherapieausbildung inklusive einer fundierten Weiterbildung in Hypnose und Hypnotherapie sowie ausreichende klinische Erfahrung bei der Anwendung bei entsprechenden Störungsbildern sind dafür unbedingte Voraussetzung. Die Intervention des freien Assoziierens in Hypnose ist aus diesem Grund nicht für Anfänger in der Psychotherapieausbildung oder gar Laientherapeuten geeignet. Darauf sei hier ausdrücklich hingewiesen, da das Vorgehen zuweilen recht simpel erscheinen mag und dies nicht darüber hinwegtäuschen darf, es mit einer Intervention zu tun zu haben, die schnell zu starker Aktivierung von unbewussten und präverbalen Emotionen oder Körperreaktionen führen kann, mit denen ein Psychotherapeut souverän umgehen muss.

Mir ist es außerdem ein Anliegen zu betonen, dass freies Assoziieren in Hypnose keine »neue« Methode oder gar ein in sich abgeschlossenes Therapiekonzept darstellt. Freies Assoziieren tritt auch bei sehr suggestiv angelegten Hypnosen regelmäßig auf, ja ist geradezu eine Bedingung dafür, die Patienten mit ihren Ressourcen in Kontakt zu bringen. Es geht in diesem Buch in erster Linie darum, diese bewährte Intervention in der Hypnotherapie in freier Trancearbeit (neu) zu entdecken, um die eigene hypnotherapeutische Arbeit weiterzuentwickeln. Dabei wird auch die exzellente Integrierbarkeit mit diversen Therapierichtungen deutlich. Historisch betrachtet ist es interessant, dass in ähnlicher Form bereits vor über 100 Jahren gearbeitet wurde. Daher erscheint es etwas überraschend, dass die gezielte Arbeit mit freien

Assoziationen in der Hypnotherapie des 21. Jahrhunderts nahezu verloren gegangen ist. Aus diesem Grund werden die historischen Grundlagen der in diesem Buch vorgestellten Interventionen recht ausführlich dargestellt.

An dieser Stelle möchte ich mich ganz herzlich bei Annika Engelke für die Bereitstellung einiger klinischer Fallbeispiele sowie zahlreiche Anregungen und inspirierende Diskussionen bedanken. Meiner Testleserin Christine Hilper danke ich sehr für ihre fachliche psychodynamische Expertise und die hilfreichen Rückmeldungen zu einzelnen Kapiteln. Meinen Lektorinnen Dr. Christine Treml-Begemann, Katharina Colagrossi und Dr. Petra Kunzelmann danke ich für die wertschätzende und konstruktive Begleitung bei der Realisierung dieses Buches.

Im vorliegenden Text werden die weibliche und männliche Form abwechselnd gebraucht. Die nicht genannten Geschlechtsformen sind dabei selbstverständlich einzubeziehen.

Und nun wünsche ich allen Interessierten an diesem Thema viel Freude beim Lesen dieses Buches, um ihre Arbeit in Hypnose weiter zu bereichern!

Lübeck, im Januar 2025
Katrin Breitbach

KAPITEL 1

Die »freie Assoziation« und ihre Entwicklung in der Psychotherapie

Der Begriff der »freien Assoziation« geht in erster Linie auf Sigmund Freud zurück und gehört auch heute weiterhin zu den behandlungsspezifischen Grundsätzen der psychodynamischen Therapieverfahren (Wöller & Kruse 2018, S. 28). Diese zentrale Technik der Psychoanalyse, die von Freud Ende des 19. Jahrhunderts entwickelt wurde, kann daher als eine der ältesten Interventionen in der modernen Psychotherapie bezeichnet werden. Im Konzept der Psychoanalyse geht sie mit der vom Therapeuten verlangten »gleichschwebenden Aufmerksamkeit« einher, die erforderlich ist, um den freien Assoziationen des Patienten zu folgen und auf diese Weise unbewussten Prozessen auf die Spur zu kommen. Diese werden dann in weiterer Folge unter Berücksichtigung von Widerständen und dem Übertragungsgeschehen analysiert, damit die Ursachen bestehender psychischer Probleme erkannt werden können (Wöller & Kruse 2018). Durch das Erlangen von Einsicht sollen sich die psychischen Beschwerden schließlich bessern.

Abgesehen von der psychodynamisch orientierten Therapieausbildung spielt die freie Assoziation als explizite therapeutische Intervention in anderen Therapieverfahren jedoch kaum eine Rolle. Weder in verhaltenstherapeutischen noch in systemischen oder humanistisch geprägten Therapieverfahren wird damit gezielt gearbeitet. Und obwohl die im 20. Jahrhundert vor allem in den USA zeitweise recht verbreitete Hypnoanalyse eng an die Prinzipien der psychoanalytischen Techniken angelehnt ist, wird das freie Assoziieren in der modernen Hypnotherapieausbildung ebenfalls nicht nennenswert adressiert. In diesem Kapitel wird daher aus hypnotherapeutischer Sicht eine Reihe wichtiger historischer Stationen der freien Assoziation beschrieben. Dabei wird deutlich, dass das freie Assoziieren mehr oder weniger direkt von der Hypnose zur Idee der Psychoanalyse geführt hat. Daraus wiederum haben sich die Methoden der tiefenpsychologischen Verfahren entwickelt, in denen freies Assoziieren in Trancezuständen genutzt wird, wobei der hypnotische Aspekt in den Hintergrund gerückt ist.

1.1 Die freie Assoziation und ihr »Urvater« Sigmund Freud

Die Einflüsse, die bei Sigmund Freud (1856–1939) zur Idee der freien Assoziation geführt haben, sind historisch recht gut belegt (Rugenstein 2019; Schröter 2014; Kinzel 1993). Den Aufzeichnungen von Freud zufolge hatte vermutlich ein Aufsatz von Ludwig Börne, den der damals 14-jährige Schüler geschenkt bekommen hatte, erheblichen Anteil an der Entwicklung der Technik des freien Assoziierens (Rugenstein 2019, S. 26 ff.). Dieser Aufsatz mit dem Titel »Die Kunst, in drei Tagen ein Originalschriftsteller zu werden« beschreibt eine Methode, in der es darum geht, sich nach der sokratischen Kunst unwissend zu machen. Dazu gibt der Autor folgende Anweisung:

> *»Nehmt einige Bogen Papier und schreibt drei Tage hintereinander ohne Falsch und Heuchelei alles nieder, was euch durch den Kopf geht. Schreibt, was ihr denkt von euch selbst, von euren Weibern, [...] von euren Vorgesetzten – und nach Verlauf der drei Tage werdet ihr vor Verwunderung, was ihr für neue, unerhörte Gedanken gehabt, ganz außer euch kommen. Das ist die Kunst, in drei Tagen ein Originalschriftsteller zu werden!« (Börne 1823/1911, S. 286; zit. nach Rugenstein 2019).*

Interessanterweise wurde Freud von Sándor Ferenczi eines Tages auf diesen Artikel und dessen erstaunliche Ähnlichkeit zu dem Vorgehen bei der freien Assoziation hingewiesen (Rugenstein 2019, S. 27). Daraus wurde deutlich, dass Freud bis zu diesem Zeitpunkt keine Erinnerung mehr an diese Zeilen hatte und davon auszugehen ist, dass diese

Gedanken unbewusst in ihm geschlummert haben und die Aufforderung von Börne, sich unwissend zu machen, möglicherweise eine erhebliche suggestive Kraft bei Freud entwickelt hatte. Aus hypnotherapeutischer Sicht könnte man so etwas als posthypnotische Suggestion bezeichnen, die bei dem jungen Freud wirksam wurde. Für die Geschichte der Psychoanalyse ist dies sicher eine interessante Anekdote.

Freies Assoziieren soll helfen, alles Unausgesprochene und unaussprechlich Erscheinende zu verbalisieren; auf diese Weise kann dem Zensor der Gedanken zumindest gelegentlich ein Schnippchen geschlagen werden. Dies soll es dem Analytiker ermöglichen, durch seine gleichschwebende Aufmerksamkeit allem Gesagten aufmerksam zu horchen, um jedem Zipfel verborgener und unbewusster Erkenntnisse auf die Spur zu kommen und sie für die Analyse zu nutzen. Über das konkrete Vorgehen und die Erläuterung der Regeln bezüglich des freien Assoziierens, die dem Patienten mitgeteilt werden, ist von Freud Folgendes überliefert:

> *»Noch eines, ehe Sie beginnen. Ihre Erzählung soll sich doch in einem Punkt von einer gewöhnlichen Konversation unterscheiden. Während Sie sonst mit Recht versuchen, in Ihrer Darstellung den Faden des Zusammenhangs festzuhalten, und alle störenden Einfälle und Nebengedanken abweisen, um nicht, wie man sagt, aus dem Hundertsten ins Tausendste zu kommen, sollen Sie hier anders vorgehen: Sie werden beobachten, daß Ihnen während Ihrer Erzählung verschiedene Gedanken kommen, welche Sie mit gewissen kritischen Einwendungen zurückweisen möchten, Sie werden versucht sein, sich zu sagen: Dies oder jenes gehört nicht hierher, oder es ist ganz unwichtig, oder es ist unsinnig, man braucht es darum nicht zu sagen. Geben Sie dieser Kritik niemals nach und sagen Sie es trotzdem, ja gerade darum, weil Sie eine Abneigung dagegen verspüren. Den Grund für diese Vorschrift – eigentlich die einzige, die Sie befolgen sollen – werden Sie später erfahren und einsehen lernen: sagen Sie also alles, was Ihnen durch den Sinn geht« (Freud 1913, S. 468; zit. nach Rugenstein 2019).*

Entsprechende Regeln gelten auch für den Therapeuten. Dieser ist angehalten, die aufgegebene Zensur des Patienten nicht durch seine eigene zu ersetzen und das Gehörte nicht umgehend kritisch zu prüfen oder zu verstehen (Rugenstein 2019, S. 17). Aus heutiger Sicht kann die geforderte gleichschwebende Aufmerksamkeit durchaus mit einer achtsamen und nicht-wertenden Haltung des Therapeuten verglichen werden (Rugenstein 2019, S. 66).

Mit dem Begriff der »Assoziation« und seinen Mechanismen hatte sich Freud jedoch schon sehr viel früher beschäftigt, bevor er die Psychoanalyse und ihre Methoden »erfand«. Als Neurologe mit großem Interesse an neuroanatomischem Fachwissen war Freud in der zweiten Hälfte des 19. Jahrhunderts fest mit dieser inzwischen etablierten naturwissenschaftlichen Denkweise vertraut. Er interessierte sich deshalb bei allen Phänomenen, die er beobachtete, für die dahinterliegenden physiologischen Mechanismen. Daher stellte er sich auch die Seele als einen Apparat vor, der auf Assoziationen eingerichtet ist. Assoziationen wurden dabei als Energieströme verstanden, die sich zwischen verschiedenen Neuronenklassen bewegen (Rugenstein 2019).

Der Weg, der Freud weg von den hypnotischen Suggestionen in Trance hin zum freien Assoziieren führte, wurde bereitet, da er mit dem Einsatz des »Somnambulismus«, wie der Gebrauch von tiefen hypnotischen Zuständen damals genannt wurde, häufig zu keinen zufriedenstellenden Ergebnissen gelangte. Neben Massagen und Gesprächen im Wachzustand bildeten dabei direkte und das Symptom adressierende hypnotische Suggestionen in einer tiefen Trance die therapeutisch wirksame Komponente, so wie es von den damals führenden französischen Hypnoseärzten Charles-Marie Charcot und Hippolyte Bernheim gelehrt wurde. Insbesondere Bernheim und der Landarzt Ambroise-Auguste Liébeault konnten in der französischen Provinz mit direkter suggestiver Hypnose aus heutiger Sicht gute Erfolge insbesondere bei psychosomatischen Patienten erzielen. Was in ländlichen französischen Gegenden funktionierte, war jedoch im Wien der damaligen Zeit nicht so einfach umzusetzen. Dort war die Hypnose aufgrund ihres autoritär anmutenden Charakters nicht sonderlich beliebt. Zudem behagte Freud das Arbeiten mit direkten Suggestionen nicht und passte vermutlich nicht zu seinem persönlichen Wesen (Schröter 2014, S. 65 f.).

Freud merkt daher in seinem Hysterie-Artikel aus dem Jahr 1893 an, nicht an die Erfolge von Bernheim heranzukommen, die dieser mit dem »Somnambulismus« hatte:

> *»Sobald ich aber diese Kunst [Anwendung der Hypnose nach der Art und Weise von Bernheim, Anm. d. Autorin] an meinen eigenen Kranken zu üben versuchte, merkte ich, daß wenigstens meinen Kräften in dieser Hinsicht enge Schranken gezogen seien, und daß, wo ein Patient nicht nach ein bis drei Versuchen somnambul wurde, ich auch kein Mittel besaß, ihn dazu zu machen. Der Prozentsatz der Somnambulen [Patienten, die sich sehr tief hypnotisieren lassen, Anm. d. Autorin] blieb aber in meiner Erfahrung weit hinter dem von Bernheim zurück.« (Freud & Breuer 1893, S. 87; zit. nach Kinzel 1993).*

Freud fürchtete sich außerdem vor den häufig starken emotionalen Reaktionen seiner Patienten, die sein Freund Josef Breuer als »kathartischen Weg« bezeichnete (Freud 1894a, S. 64, zit. nach Rugenstein 2019), weswegen er für alternative Behandlungsmöglichkeiten sehr offen war. Eine der entscheidenden Erfahrungen, die Freud daher schließlich weg von den ungeliebten Anwendungen der direkten Hypnose zur »Erfindung« der Psychoanalyse brachte, war die Behandlung der Schweizer Patientin Fanny Moser, deren Krankengeschichte unter dem Pseudonym Emmy von N. bekannt wurde. Diese Patientin bestand darauf, ausführlich über ihre ganzen Probleme zu reden und sich nicht durch Suggestionen beeinflussen oder unterbrechen zu lassen (Breuer & Freud 1895; nach Kinzel 1993, S. 35). Freud kam dabei auf die Idee, sie ihre Erzählungen in Hypnose durchführen zu lassen. Was uns heute als selbstverständlich erscheinen mag, war damals vollkommen unüblich, denn der in der Regel sehr tief angestrebte hypnotische Zustand des Somnambulismus war in erster Linie dafür gedacht, dem Patienten direkte Suggestionen durch den Behandler zukommen zu lassen, um dessen Beschwerden zu lindern oder zu beseitigen. Freud stellte bei der modifizierten Form der Behandlung seiner Patientin fest, dass diese sich an Dinge erinnern konnte, die ihr im normalen Wachzustand nicht zugänglich waren. Das Aussprechen von belastenden Erinnerungen, die aus den Tiefen der Seele zu kommen schienen, führte zu einer aus

Freuds Sicht produktiven therapeutischen Zusammenarbeit (Rugenstein 2019, S. 35). Diese von der Patientin inspirierte Vorgehensweise führte Freud schließlich auf den Weg der Psychoanalyse, bei der er auf eine hypnotische Induktion und suggestive Elemente schließlich vollständig verzichtete und die freie Assoziation auf diese Weise ein wesentliches Merkmal der Behandlung wurde. Er hatte sich also entschlossen, »die Hypnose mit der freien Assoziation zu vertauschen« (Freud 1914).

Aus heutiger Sicht mag man sich vielleicht fragen, weshalb Freud das freie Assoziieren in Hypnose nicht einfach weitergeführt hat, insbesondere da ihm bereits deutlich vor Augen geführt wurde, wie effektiv sich auf diese Weise die unbewussten Anteile der Seele zeigen. Freud hatte jedoch durch seine eher ungünstigen Erfahrungen mit der damaligen Vorgehensweise bei der Hypnose den Eindruck, dass diese den Widerstand in der Behandlung erhöhte, weil etliche Patienten sich nicht sonderlich gut darauf einlassen konnten, in Trance zu gehen, und zudem wichtige Erinnerungen in der Hypnose nicht zugänglich seien:

> *»Ich gewöhnte mir auch bald die Vornahme ab, welche den Grad der Hypnose bestimmen sollen [Durchführung von Testungen, um die Tiefe einer Hypnose zu bestimmen, Anm. d. Autorin], da diese in einer ganzen Reihe von Fällen den Widerstand der Kranken rege machten und mir das Zutrauen trübten, das ich für die wichtigere psychische Arbeit brauchte.« (Freud & Breuer 1893, S. 88; zit. nach Kinzel 1993).*

Für Freud schloss sich daher mit dieser Annahme eine ergänzende Verwendung von freier Assoziation in der Hypnose praktisch aus. Dass die damals übliche hypnotische Technik mit der Idee des freien Assoziierens nicht gut zusammenpasste, ist nach heutiger Kenntnis durchaus nachvollziehbar. Freud beschreibt in seinen Falldarstellungen zwar immer wieder die Anwendung einer »leichten Hypnose«; die Schlussfolgerung, in diesem Zustand mit freien Assoziationen zu arbeiten, zieht er jedoch nicht. Die Hypnose des 19. Jahrhunderts galt nun einmal als etwas Obszönes und Unerforschtes, als nicht wissenschaftlich und häufig von Scharlatanen praktizierte Technik, die nicht gesellschaftsfähig war (Oswald 2017). Der historische Kontext, in dem Freud mit dem Hypnotismus und Somnambulismus aufwuchs, seine persönlich ungünstigen Erfahrungen in der Behandlung und das damalige Wiener Klientel stellen daher eine plausible Erklärung dar, weswegen Freud sich als seriös praktizierender Arzt schlussendlich ganz von der Hypnose abwandte, um die aus seiner Sicht störenden suggestiven Einflüsse auf ein Minimum zu reduzieren.

Es kann allerdings als sicher angenommen werden, dass bei Freuds Analysanden auch ohne gezielte Hypnoseinduktion regelmäßig mehr oder weniger starke Trancezustände auftraten. Denn freies Assoziieren ist ohne eine gewisse Form von Trance im Grunde nicht vorstellbar (Zindel 2009). Als durchaus entlarvend kann dabei folgende Beschreibung angesehen werden:

> *»... ich ließ die Hypnose scheinbar [sic!] fallen, verlangte nur Konzentration und ordnete die Rückenlage und den willkürlichen Verschluss der Augen als Mittel zur Erreichung dieser ›Konzentration‹ an. Ich mag dabei mit leichter Mühe zu so tiefen Graden der Hypnose gelangt sein, als es überhaupt erreichbar war.« (Freud & Breuer 1893, S. 88; zit. nach Kinzel 1993).*

Das Liegen auf der Couch und die Fokussierung der Aufmerksamkeit ähneln einer Situation, wie sie eben für das Herbeiführen von Trancezuständen typisch ist (Markert 2005). Freud hat Patienten auch später für die Analyse von Träumen direkt angeleitet, die Augen zu schließen und sich in einen »schlafähnlichen« Zustand zu begeben (Bollas 2011, S. 32). In seiner berühmten »Traumdeutung« berichtet Freud über eine Behandlung eines 14-jährigen Jungen, bei der er ihm zu Beginn versicherte, »er werde nach dem Augenschluss Bilder sehen oder Einfälle bekommen, die er mir mitteilen soll« (zit. nach Bollas 2011, S. 31). Das freie Assoziieren geht bei Freud also grundsätzlich mit einem schlafähnlichen Zustand Hand in Hand, den er jedoch nicht mehr als Hypnose im Sinne des Somnambulismus verstand. Dass bei suggestiblen Personen im Rahmen psychoanalytischer Sitzungen regelmäßig Trancephänomene auftauchen und die Induktion durch das freie Assoziieren nach Freud viele Gemeinsamkeiten mit einer hypnotischen

Induktion aufweist, wurde auch in einer Studie aus dem Jahr 1972 demonstriert (Tobey & Vacchiano 1972). Insofern hat Freud das Arbeiten mit Trancezuständen nie aufgegeben, und viele seiner Patienten werden ihren freien Assoziationen weiterhin in einem mehr oder weniger ausgeprägten, spontan entstandenen hypnotischen Zustand nachgegangen sein. Heute lässt sich lediglich vermuten, dass die spontan aufgetretenen Trancezustände bei einer Analysesitzung von Freud zumindest teilweise mit denen vergleichbar gewesen sein könnten, die uns in der heutigen modernen Anwendung der Hypnotherapie für eine effektive Behandlung ausreichen. Zudem hat Freud in seinen späteren Jahren auch einen Sinn in der Verwendung direkter Suggestionen im Rahmen der Psychoanalyse erkannt. Der berühmte Ausspruch »Wir werden sehr wahrscheinlich genötigt sein, [...] das reine Gold der Analyse reichlich mit dem Kupfer der direkten Suggestionen zu legieren, und auch die hypnotische Beeinflussung könnte dort [...] wieder eine Stelle finden« (Freud 1919) zeigt, dass Freud letzten Endes zugeben musste, die Analyse unter Zuhilfenahme von Suggestionen effizienter gestalten zu können. Dies war insbesondere zur damaligen Behandlung der infolge des Ersten Weltkriegs auftretenden Kriegsneurosen erforderlich. So gesehen sind bereits bei Freud selbst sowohl Trancezustände gemeinsam mit freien Assoziationen als auch hypnotische Suggestionen gezielt in die Psychoanalyse mit eingeflossen.

1.2 Weitere Entwicklungen der Assoziationsarbeit durch C. G. Jung

Als eine Weiterentwicklung der freien Assoziation kann die Aktive Imagination des Freud-Schülers Carl G. Jung (1875–1961) angesehen werden, in der nicht die kognitiven und sprachlichen Assoziationen, sondern bildliche Vorstellungen im Vordergrund stehen. Aus hypnotherapeutischer Sicht ist interessant, dass von Jung selbst und seinen Nachfolgern betont wird, bei der Aktiven Imagination sollten keinerlei Trancezustände auftreten und diese seien tunlichst zu vermeiden (Dorst & Vogel 2014). Jung beschreibt in einem Brief aus dem Jahr 1947 recht genau, wie bei der Aktiven Imagination vorzugehen ist:

»Bei der aktiven Imagination kommt es darauf an, dass Sie mit irgendeinem Bild beginnen [...] Betrachten Sie das Bild und beobachten Sie genau, wie es sich zu entfalten oder zu verändern beginnt. Vermeiden Sie jeden Versuch, es in eine bestimmte Form zu bringen, tun Sie einfach nichts anderes als beobachten, welche Wandlungen spontan eintreten.« (Dorst & Vogel 2014, S. 32).

Weiterhin wird von Jung berichtet, er interessiere sich für die Praktiken von Schamanen und medizinischen Heilern diverser Kulturen und imitiere deren Vorgehensweisen, indem er sich innerlich ins »Jenseits« begab und dadurch Kontakt mit dem Unbewussten aufnahm, sich dabei jedoch im Gegensatz zu den Medizinmännern nicht in Trance versetzte, sondern »sich bemühte, seinen normalen Bewusstseinszustand beizubehalten.« (Franz 2001, S. 39). In der neueren Literatur werden zur Initiierung einer Aktiven Imagination das Hinabsteigen einer Kellertreppe (Seifert et al. 2003) sowie eine vorbereitende Phase der Entspannung empfohlen (Dorst & Vogel 2014, S. 10). Das Gefühl, das bei der Aktiven Imagination entsteht, wird dabei mit einem »sich rückhaltlos darein versenken« und »zwischen Wachen und Schlafen« umschrieben, insbesondere wenn ein spiritueller Zustand angestrebt wird (Dorst & Vogel 2014, S. 33). Zudem wird betont, wie aus dem obigen Zitat von Jung auch deutlich wird, dass es darum geht, die imaginativen Vorstellungen »geschehen zu lassen«. Gleichzeitig soll man dabei in der Lage sein, zu handeln und Dialoge zu führen. Viele dieser Aspekte beschreiben in recht klassischer Weise die Initiierung von Trancezuständen sowie typische Trancephänomene. Bezüglich des Assoziierens äußert sich Jung in dem bereits erwähnten Brief von 1947:

»Jedes seelische Bild, dass Sie [...] beobachten, wird sich früher oder später umgestalten, und zwar auf Grund einer spontanen Assoziation, die zu einer leichten Veränderung des Bildes führt.« (zit. nach Dorst & Vogel 2014, S. 32).

Jung spricht hier also nicht von »freier«, sondern von »spontaner Assoziation«. Mit dieser Formulierung wollte er sich sicherlich klar von dem Vorgehen der freien Assoziation bei der klassischen Psychoanalyse seines großen Lehrmeisters abgrenzen, da die Aktive Imagination eine Reihe von Auflagen für die Verwandlungen vorsieht, die sich aus dem spontan entstandenen Bild entwickeln sollen:

> *»Ungeduldiges Springen von einem Thema zum anderen ist sorgfältig zu vermeiden. Halten Sie an dem von Ihnen gewählten Bild fest und warten Sie, bis es sich von selbst wandelt.« (zit. nach Dorst & Vogel 2014, S. 32).*

Außerdem sollen beispielsweise reale Personen – sofern sie auftreten – gezielt weggewischt oder als symbolhafte Gestalt erscheinen. Auf diese Weise sollen ein Ausagieren von inneren Geschehnissen sowie regressive Prozesse unterbunden werden. Der Protagonist darf auch keine übernatürlichen Kräfte oder Fähigkeiten aufweisen, so dass man bei der Jung'schen Aktiven Imagination innerlich nicht fliegen oder zaubern kann. Dies soll die angestrebte Ich-Kohärenz sichern und vermeiden helfen, sich einer wahllosen Tagträumerei hinzugeben (Dorst & Vogel 2014).

Im Gegensatz zur klassischen Analyse bieten die hervortretenden und willkommen geheißenen nicht-verbalen Assoziationen eine Möglichkeit, kreativer und abstrakter zu arbeiten als mit den verbalen Äußerungen der Psychoanalyse. Neben dem zu analysierenden Material, das aus dem Unbewussten auftaucht, können sich recht schnell Wahrnehmungen ähnlich wie bei einer hypnotherapeutischen Sitzung einstellen, die für die Entwicklung von Ressourcen und individuellen Lösungsmöglichkeiten eine wichtige Rolle spielen. Das Auftreten von Widerständen wird darüber hinaus als sinnhaft angesehen, die nicht »einfach durchbrochen« werden sollen, sondern behutsame Zuwendung erfordern, um die dahinterliegenden Ängste zu verstehen (Dorst & Vogel 2014, S. 42). Diese Aspekte zeigen, dass es eine Reihe von Parallelen der Aktiven Imagination mit dem freien Assoziieren in Hypnose gibt, wobei aufgrund der beschriebenen Auflagen die Entfaltungsmöglichkeiten und Ressourcensuche gleichzeitig begrenzt werden. Außerdem erfolgen die Imaginationen in der Regel nicht begleitet, sie werden vielmehr vom Klienten eigenständig durchlaufen und dann in der therapeutischen Sitzung außerhalb der Aktiven Imagination besprochen.

Die durch den Jung-Enkelschüler Hanscarl Leuner entwickelte Katathym Imaginative Psychotherapie (KIP) arbeitet hingegen dialogisch und negiert die auftretenden Trancezustände nicht. Die KIP beschreibt in vielerlei Hinsicht ein typisches Arbeiten mit freien Assoziationen in einem gezielt herbeigeführten Trancezustand (Ullmann et al. 2017).

1.3 Die Psychoanalyse der Gegenwart

Die Psychoanalyse hat sich im Verlauf ihrer Geschichte wie alle anderen Therapieverfahren weiterentwickelt und integriert dabei zunehmend Erkenntnisse aus den Neurowissenschaften. Auf diese Weise sind diverse psychodynamische Richtungen entstanden, und es bestehen auch aktuell unterschiedliche Haltungen und Einstellungen in Bezug auf die Kernelemente der Psychoanalyse, wie etwa die Rolle der Triebtheorie und psychosexuellen Entwicklung. Einen besonderen Wandel hat die therapeutische Beziehung erfahren, indem die zeitgenössische Psychoanalyse eine gefühlshafte Bindung zwischen Therapeutin und Patientin anstrebt, sehr viel mehr Resonanz von therapeutischer Seite anbietet und bedürfnisorientierter arbeitet als im 20. Jahrhundert üblich. Einen guten Überblick zu diesen Aspekten findet man in dem Einführungsband über »Psychoanalytische Behandlungstechnik« der Psychoanalyse im 21. Jahrhundert von Wolfgang Mertens (Mertens 2023).

Nach wie vor gehört zum methodischen Grundgerüst der Psychoanalyse das freie Assoziieren auf Patientinnenseite, der die gleichschwebende Aufmerksamkeit auf Seiten der Therapeutin gegenübergestellt ist. Diese besondere Art des Zuhörens bildet mit dem freien Assoziieren gemeinsam ein sogenanntes »analytisches Paar« (Bollas 2002). Dies unterstreicht deren Verbundenheit, da das eine nicht ohne das andere stehen kann. Gegenüber anderen Verfahren, in denen assoziatives Arbeiten ja grundsätzlich auch eine Rolle spielt, kann dies als ein Alleinstellungsmerkmal der Psychoanalyse gelten.

1.3.1 Freies Assoziieren in der zeitgenössischen Psychoanalyse

Die Prinzipien, nach denen der Patient in der psychoanalytischen Sitzung frei assoziieren soll, haben sich seit den Anfängen bei Freud kaum verändert. Es sind vielmehr die therapeutische Haltung und der Umgang mit dem auftauchenden Material, die einen deutlichen Wandel in der psychoanalytischen Behandlungsform erfahren haben. Das freie Assoziieren wird von manchen Autoren inzwischen als eine Form der Kreativität eingestuft (Bollas 2011, S. 33), so dass sich hier auch Ressourcengedanken offenbaren. Dies ist insbesondere vor dem psychotherapeutischen Hintergrund als bedeutsam anzusehen, da die Ressourcenaktivierung einen relevanten Wirkfaktor der Psychotherapie darstellt (Grawe 1995).

Um das freie Assoziieren des Patienten in der Praxis zu fördern, wird in einem minimal strukturierten Setting der Patient zu nichts anderem aufgefordert, als sich seinen freien Assoziationen hinzugeben. Dazu wird dem Patienten zunächst das Prinzip der freien Assoziation erläutert, wofür sich nach wie vor die Auffassung und Erklärungen von Freud selbst eignen (siehe Kapitel 1.1, S. 17). Zur weiteren Förderung des freien Assoziierens wird der Patient vom Therapeuten mit verbalen und non-verbalen Elementen in seinem Prozess begleitet, wie etwa durch das Äußern von »Hmm«, »Hm?«, »Mhmm«, »Hm-hm«, wobei die Nuancen und Variationen unzählig ausgeweitet werden können (Rugenstein 2019, S. 56). Auch Schweigen, das mitunter viele Minuten dauern kann, kann es ermöglichen, den Assoziationsverlauf zu fördern und den Fluss der auftauchenden Elemente nicht zu stören. Ansonsten bietet sich die Möglichkeit, die beschriebenen Assoziationen verbal zu unterstützen, wie etwa:

»Können Sie mir dazu noch mehr sagen?«
»Was kommt Ihnen dazu noch in den Sinn?«
»Wie ging es dann weiter?«

Es besteht auch die Möglichkeit anzumerken, was sich beim Patienten gerade tut, wenn dieser nichts sagt:

»Sie schweigen.«
»Sie blicken auf eine weiße Wand.«
»Sie haben eben geseufzt.«
»Sie haben eben ihre linke Hand ausgestreckt« usw.

Weiterhin kann wiederholt werden, was der Patient soeben erzählt hat, etwa in einem fragenden oder neugierigen Tonfall (Rugenstein 2019, S. 57):

»Sie waren also mit Ihrem Mann beim Arzt?«
»Und dann sind Sie zu diesem Geburtstag gegangen ... was geschah dann weiter?«

Das Prinzip beim freien Assoziieren besteht grundsätzlich darin, den Patienten den Weg aufzeigen zu lassen und als Therapeut nicht vorzugehen (Rugenstein 2019, S. 72), wodurch sich der Assoziationsfluss möglichst ungestört entfalten kann. Genau darin liegt der Unterschied zum Hypnotismus zu Zeiten Freuds, der von suggestiven Elementen geprägt war, weshalb Freud sich von den Suggestionen abwenden musste, um etwas Neues entstehen zu lassen.

1.3.2 Gleichschwebende Aufmerksamkeit

Die Intervention des freien Assoziierens als eine der Grundregeln der Psychoanalyse geht immer mit der gleichschwebenden Aufmerksamkeit auf Seiten des Therapeuten einher. Freud selbst schreibt dazu:

> *»Indes ist diese Technik eine sehr einfache. Sie lehnt alle Hilfsmittel, wie wir hören werden, selbst das Niederschreiben ab und besteht einfach darin, sich nichts besonderes merken zu wollen und allem, was man zu hören bekommt, die nämliche ›gleichschwebende Aufmerksamkeit‹ ... entgegenzubringen« (Freud 1912; zit. nach Mertens 2023, S. 61).*

Was ist damit nun genau gemeint? Im Zustand der gleichschwebenden Aufmerksamkeit kommt es darauf an, alle Reaktionen, die vom Patienten ausgehen, als auch die eigenen Impulse und Reaktionen wahrzunehmen, dabei keine voreiligen Schlüsse zu ziehen oder Theorien zu bilden und keinem der auftretenden Inhalte besonderes Gewicht oder Interesse zuteilwerden zu lassen. Es soll also erst einmal nichts sortiert oder eingeordnet werden, sondern alles soll gleichwertig nebeneinanderstehen. Dabei ist es wichtig, sich von dem Gesagten immer wieder zu lösen und sich nicht einem bestimmten Aspekt vertieft zuzuwenden. Auf diese Weise soll verhindert werden, wichtige Details zu übersehen, die sich als etwas »zwischen den Zeilen« entpuppen können oder auf etwas beziehen, das nicht gesagt wurde oder sich in einem unterschwelligen emotionalen Ausdruck zeigt, um unbewussten Inhalten auf die Spur zu kommen. Freud forderte deshalb, auf ein konzentriert bewusstes Nachdenken zu verzichten und sich seiner eigenen »unbewussten Geistestätigkeit« hinzugeben. Ansonsten laufe man Gefahr, »niemals etwas anderes zu finden, als man schon weiß« (Mertens 2023, S. 62).

Mertens versteht die gleichschwebende Aufmerksamkeit zudem als einen vorübergehend veränderten Bewusstseinszustand, »in dem eine größere Durchlässigkeit sowohl gegenüber dem eigenen Vor- und Unbewussten, als auch gegenüber den Botschaften und Stimuli, die vom Vor- und Unbewussten des Patienten ausgehen« (Mertens 2023, S. 63), gegeben ist, damit der Therapeut eine »starke intersubjektive Verbundenheit mit dem Patienten« erreichen kann.

Aus hypnotherapeutischer Sicht kommt die gleichschwebende Aufmerksamkeit also einem leichten Trancezustand des Therapeuten gleich, denn auch der Behandler soll Zugang zu seinen unbewussten Prozessen bekommen, um mit den unbewussten Anteilen des Patienten in Kontakt zu treten. Auf diese Weise kann der Therapeut das Übertragungs- und Gegenübertragungsgeschehen wahrnehmen und in die Analyse integrieren. Man kann daher von einem achtsamen Zustand sprechen, in dem alles wahrgenommen wird, was sich zeigt, ohne in Bewertungsprozesse zu verfallen bzw. sich auch diesen Impulsen bewusst zu sein und diese dann wieder loslassen zu müssen.

Das Prinzip der gleichschwebenden Aufmerksamkeit beschreibt also eine besondere Form des Zuhörens, bei der sich die freien Assoziationen therapeutisch nutzen lassen. Die Herausforderung besteht dabei mitunter darin, Unsicherheiten und Zweifel zu ertragen und so den Prozess des freien Assoziierens mit all den Unwägbarkeiten, die dabei zutage treten können, auszuhalten. Therapeuten benötigen daher sehr fundierte Selbstkenntnisse über persönliche Themen, um die eigenen Verstrickungen erkennen und aus dem Prozess des Patienten heraushalten zu können. Gerade bei Themen, die eigene Belastungen aufzeigen und »triggern«, besteht eine Neigung, zu stark in kognitive Prozesse, Bewertungen und Faktensuche zu verfallen, was den Zustand der gleichschwebenden Aufmerksamkeit torpediert (Rugenstein 2019, S. 51).

In der zeitgenössischen Psychoanalyse wird auf die freien Assoziationen inzwischen – je nach Erfordernis – strukturierend und in dialogischer Form eingegangen. Weisen Patienten etwa eine geringe Ich-Struktur auf, die ein haltendes Setting benötigen, dürfen Sprechpausen nicht zu lange dauern, und es ist erforderlich, auf frustrierte Grundbedürfnisse einzugehen, um die therapeutische Beziehung nicht zu torpedieren und korrigierende Erfahrungen zu ermöglichen, ohne die kein Heilungsprozess erfolgreich sein wird.

1.3.3 Das Verhältnis zwischen Psychoanalyse und der Hypnose heute

Nach wie vor ist die Kluft zwischen Psychoanalytikern und der Verwendung von Hypnose aufgrund der historischen Entwicklung groß (Peter 2009). Gleichwohl gibt es Autoren, die eine Integration moderner hypnotischer und psychoanalytischer Techniken beschreiben und befürworten: Durch eine Integration können z. B. Abwehr und Widerstände als auch das Übertragungsgeschehen utilisiert werden (Oswald 2017), so dass auf diese Weise das Unbewusste als Ressource genutzt wird.

Dem Analytiker und Hypnotherapeuten Friedrich Markert zufolge lassen sich aus psychoanalytischer Sicht im hypnotischen Zustand frühe und späte positive Beziehungserfahrungen aktualisieren, die mit Geborgenheit, Sicherheit und Fallenlassen zu tun haben. Aufgrund des primärprozesshaften Denkens können außerdem Widersprüche und vermeintliche Gegensätze unmittelbar nebeneinanderstehen (Markert 2005, S. 362), was die therapeutische Arbeit erleichtert und Zugangsmöglichkeiten schafft, die im normalen Wachzustand schwierig erreichbar sind. Die »freie Assoziation im hypnotischen Zustand« wird von Markert zudem als besonders geeignet angesehen, Patienten Zugang zu ihren Emotionen zu verschaffen, insbesondere wenn sie Schwierigkeiten haben, sich ihre Gefühle zugänglich zu machen. Seiner Ansicht nach hilft die hypnotische Methode aufgrund des besonderen Bewusstseinszustands dabei, das Analysieren zu erleichtern, und kann als ein wichtiger Weg zum Unbewussten betrachtet werden (Markert 2005, S. 369). Diese vereinzelten Publikationen können jedoch nicht darüber hinwegtäuschen, dass zahlreiche Psychoanalytiker gegenüber der Anwendung von Hypnose weiterhin sehr skeptisch eingestellt sind oder diese sogar ganz ablehnen.

1.4 Freies Assoziieren in der tiefenpsychologischen Psychotherapie

Im Gegensatz zu dem völlig freien Ansatz in der klassischen Psychoanalyse, die auf viele hunderte Sitzungen angelegt ist, wird im Rahmen einer tiefenpsychologisch fundierten Behandlung fokussierter gearbeitet, ohne auf die Intervention der freien Assoziation zu verzichten. Diese Modifikation war notwendig, um die Behandlungszeiten zu verkürzen, da Psychotherapie aus therapeutischen und ethischen Gründen zeitlich begrenzt sein muss und von den Kostenträgern nicht endlos übernommen werden kann (Wöller & Kruse 2018). Die Autoren erläutern das freie Assoziieren für den Patienten dabei wie folgt:

> *»Versuchen Sie alles das auszusprechen, was Ihnen durch den Kopf geht. Machen Sie sich keine Gedanken, ob es wichtig oder unwichtig ist, ob es hierhergehört oder nicht. Wir werden dann zusammen diese Einfälle sortieren, das für die zwischen uns vereinbarte Problemstellung Wichtige auswählen und bearbeiten.« (zit. nach Wöller & Kruse 2018, S. 86).*

Das freie Assoziieren wird dabei genutzt, um auf eine aktuelle Gegebenheit Bezug zu nehmen, so dass der Patient das Thema der Stunde bestimmen kann. Anders als in der Psychoanalyse finden tiefenpsychologische Behandlungen im Sitzen statt, wodurch regressive Prozesse weniger gefördert werden. Weiterhin bleiben Projektionsflächen, wie etwa der Behandler oder Gegenstände im Raum, für den Patienten sichtbar, während bei einer psychoanalytischen Sitzung der Patient meist auf eine weiße Wand blickt oder die Augen schließt und so keinerlei Ablenkung oder Anstöße von außen erhält, die den Assoziationsprozess beeinflussen könnten. Der freie Assoziationsprozess wird darüber hinaus durch den Behandler eher unterbrochen und zur gezielten Besprechung der assoziierten Aspekte genutzt. Der Therapeut stellt dabei etwa leitende Fragen, die auf das zu fokussierende Material hinlenken (Wöller & Kruse 2012). Im Vergleich zur Psychoanalyse wird freies Assoziieren hier also in einem strukturierteren Setting eingesetzt, um gezielter und effizienter an relevanten Themen arbeiten zu können.

Eine psychodynamische Methode, die dem freien Assoziieren in Hypnose besonders nahekommt, ist die Katathym Imaginative Psychotherapie (KIP). Hanscarl Leuner, der diese Psychotherapiemethode begründete, entwickelte sein Verfahren aus der Jung'schen Aktiven Imagination heraus (siehe Kapitel 1.2), da er davon überzeugt war, die Effizienz der Intervention unter anderem zu verbessern, wenn im direkten Dialog mit dem Patienten gearbeitet wird (Wilke 2017, S. 13). Der Unterschied zur Hypnotherapie nach Erickson wird insbesondere in den metapsychologischen Annahmen des Unbewussten sowie in der Arbeit mit den zentralen psychodynamischen Konzepten von Übertragung, Widerstand und Konfliktdynamik (Biel 2017) gesehen. Zudem wird die Hypnotherapie als direktiver, suggestiver und weniger dialogisch erachtet. Die Hypnotherapie wird in diesem Vergleich jedoch auf das suggestive Vorgehen nach Erickson eingeengt beschrieben, ohne z. B. hypnoanalytische Vorgehensweisen zu berücksichtigen, die auch in das breite Spektrum der Hypnotherapie einzuordnen sind (siehe auch Kapitel 1.5). Die KIP weist daher wesentliche Kernelemente der Hypnoanalyse auf, insbesondere da hier auch der psychodynamische Hintergrund gegeben ist.

1.5 Freies Assoziieren in nicht-psychodynamischen Psychotherapierichtungen

Die Intervention des »freien Assoziierens« spielt in Verfahren außerhalb der tiefenpsychologisch-analytisch orientierten Methoden als explizit bezeichnete Technik eher selten eine Rolle. Was den Einsatz von Eye Movement Desensitization and Reprocessing (EMDR) betrifft, hat das freie Assoziieren in den vergangenen Jahrzehnten eine breitere Anwendung auch unter nicht-psychodynamisch arbeitenden Therapeuten gefunden. Hier wird in der Phase der Desensibilisierung und des Reprozessierens gezielt mit freien Assoziationen gearbeitet, und diese werden auch als solche benannt (Böhm 2024, S. 34). Interessanterweise wird in Lehrbüchern, die EMDR von der Hypnotherapie abgrenzen, betont, ein Trancezustand werde bei jener Methode nicht erreicht oder angestrebt und suggestive Elemente würden so stark wie möglich minimiert (Böhm 2024, S. 55). Dies lässt erkennen, dass der Begriff »Hypnotherapie« oft sehr eng auf suggestives, ericksonianisch geprägtes Vorgehen bezogen ist. Dabei wird außer Acht gelassen, dass auch wenig suggestives und freies Arbeiten, wie es etwa in hypnoanalytischen Ansätzen zu finden ist, ebenfalls zur Hypnotherapie gehört (siehe Kapitel 1.6.1). Problematisch ist zudem, dass der Begriff der »Trance« nicht abschließend definiert und das Spektrum von leichten bis hin zu sehr tiefen Trancen extrem breit ist (Wagstaff 2010; Pekala 2011). Leichte Trancezustände treten im Alltag ohnehin spontan und recht häufig auf, etwa bei Tagträumen, beim Lesen oder Verrichten monotoner Tätigkeiten. Die praktische Erfahrung zeigt zudem, dass leichte Trancezustände – insbesondere bei Personen, die sich besonders gut hypnotisieren lassen – auch ohne formale Tranceinduktion entstehen und therapeutisch genutzt werden können (Callara et al. 2023). Die Abgrenzung von Therapiemethoden gegenüber der Hypnotherapie damit zu begründen, dass keine Trancezustände auftreten oder angestrebt werden, ist daher bei genauerer Betrachtung wenig überzeugend. Da jede Fokussierung nach innen, insbesondere wenn imaginative Techniken angewendet werden, mehr oder weniger schnell in einen unwillkürlichen Trancezustand führt, wird kaum jemand bezweifeln können, dass bei EMDR-Sitzungen, aber auch z. B. bei der

Aktiven Imagination sowie bei zahlreichen Interventionen anderer Therapiemethoden (vor allem der Traumatherapie) regelmäßig Trancezustände auftauchen. Die Hypnotherapie unterscheidet sich von anderen Verfahren eher darin, dass Trancezustände bewusst herbeigeführt werden, um damit therapeutisch zu arbeiten, und dass sich der Therapeut über das Ausmaß und die Wirkung einer Trance sowie der eingesetzten suggestiven Elemente bewusst ist. Dies bedeutet gleichzeitig, ggf. auf suggestive Elemente gezielt zu verzichten und freies Arbeiten in Hypnose zu fördern.

In jeder wie auch immer angeleiteten Psychotherapiesitzung tauchen in der Regel mehr oder weniger häufig spontan assoziative Elemente auf, die sich für die Behandlung nutzen lassen. Dies kann bei Entspannungstechniken, Stuhldialogen, systemischer Aufstellungsarbeit oder der Besprechung eines Protokolls vorkommen. Auch bei der Bearbeitung einer Verhaltensanalyse entstehen Assoziationen, ohne die der Patient seine Gedanken, Emotionen und Verhaltensimpulse oder innere Leitsätze wohl kaum beschreiben könnte. Die Behandler sind sich jedoch oft nicht darüber bewusst, es mit assoziativer Arbeit zu tun zu haben. Zumal sich freies Assoziieren auf alle Wahrnehmungsbereiche erstreckt und ein »Geschehenlassen« letzten Endes auch einen Assoziationsprozess darstellt, arbeiten insbesondere Therapeuten aus den humanistischen Methoden mit sich spontan entwickelnden Elementen. Dabei können bei sehr freier Arbeit gerade in hypno- und körperorientierten Verfahren mitunter kathartische Zustände auftreten, die auf Primärprozessen beruhen und nicht verbalisiert werden können. Aus historischer Sicht ist dies besonders interessant, da Freud das freie Assoziieren ja eigentlich entwickelt hatte, um von der Katharsis, die durch hypnotische Prozesse zuweilen recht leicht ausgelöst werden kann, wegzukommen (siehe Kapitel 1.1). In der Hypno- und Körperpsychotherapie können jedoch Körperprozesse durch »Geschehenlassen« bearbeitet werden, wobei sich emotionale und körperliche Entladungen ereignen können, die man als Abreaktionen oder Katharsis bezeichnet. Auf diese Weise lassen sich problematische Erlebnisse, die nicht erinnerlich sind, nicht verbalisiert werden können und zu hohem Leidensdruck führen, bearbeiten, was durch konventionelle Therapiegespräche nicht ohne weiteres möglich ist. Die

Arbeit mit Abreaktionen und kathartischen Zuständen ist nicht unumstritten, erfordert viel Erfahrung und wird in Kapitel 3.5 näher erläutert.

Ein weiteres Beispiel, bei dem freies assoziatives Arbeiten genutzt wird, ist das Einbeziehen des »felt sense«, das im Zentrum der therapeutischen Arbeit mit Focusing steht (Cornell 2023). Focusing wurde von Eugene Gendlin ursprünglich als Selbsthilfetechnik entwickelt und basiert auf seinen Beobachtungen, dass Psychotherapie in erster Linie erfolgreich verläuft, wenn Patienten ihren therapeutischen Prozess gut auf der Körperebene spüren und vagen sowie schwer zu verbalisierenden Empfindungen innerlich nachgehen. In der Klärungsorientierten Psychotherapie nach Rainer Sachse werden die Elemente des »felt sense« gezielt integriert, indem sich der Patient innerlich eine Situation möglichst plastisch vorstellen soll, um Affekte abzuwarten und vage körperliche Empfindungen auf sich wirken zu lassen und diese so greifbar werden zu lassen (Sachse & Fasbender 2011). Von den Autoren werden dabei typische hypnotische Sprechweisen beschrieben, sowie Formulierungen, die freies Assoziieren fördern.

Auch in der Emotionsfokussierten Psychotherapie nach Leslie Greenberg, die in Deutschland zunehmend in konventionelle Therapieverfahren integriert wird und auch auf den Grundlagen des »felt sense« von Gendlin fußt, werden eine ausreichende Aktivierung und Tiefe des emotionalen Erlebens inzwischen als ein entscheidender Wirkfaktor der Psychotherapie angenommen (Lammers 2015, S. 35). Die damit verbundene emotionale Tiefe und Intensität können dabei vorübergehend mit einer Destabilisierung des Patienten einhergehen, wobei diese »Nebenwirkungen« gleichzeitig einen positiven Prädiktor für den Therapieerfolg darstellen (Hayes & Strauss 1998).

1.6 Freies Assoziieren in hypnotherapeutischen Verfahren

1.6.1 Hypnoanalyse

Der Begriff der »freien Assoziation« findet sich im Zusammenhang mit der Hypnotherapie historisch bedingt in erster Linie in hypnoanalytischen Verfahren. Dabei kann das freie Assoziieren als grundlegendste hypnoanalytische Methode angesehen werden (Markert 2005, S. 364).

Die Etablierung des Begriffs »Hypnoanalyse« wird dem Briten James Arthur Hadfield (1882–1967) zugeschrieben, der ihn bereits während des Ersten Weltkriegs verwendet haben soll (Scott 2011, S. 3). Das Verfahren beschreibt den Einsatz von Hypnose im Rahmen psychoanalytischer und tiefenpsychologischer Interventionen (Zindel 2015; Markert 2005). In der Regel wird hier der Trancezustand genutzt, um schneller und gezielter an Widerständen, Übertragungsmechanismen und dem Aufdecken belastender Lebensereignisse zu arbeiten (Hinrichs 2001), stellen die Grundsätze und Interventionen der Psychoanalyse wie Traumdeutung und Analyse von Widerständen für die Behandlung doch einen zentralen Aspekt dar. Die Hypnoanalyse und das explizit freie Assoziieren in hypnotischer Trance werden in Deutschland von Psychotherapeuten eher selten verwendet, obwohl sich in der Literatur dazu durchaus eine Reihe von lesenswerten Artikeln und Büchern findet (Kinzel 1993; Markert 2005; Rießbeck 2013; Zindel 2015; Oswald 2017; Peichl 2012). Trotzdem arbeiten hierzulande unter der therapeutischen Bezeichnung der »Hypnoanalyse« eher Laienheiler ohne psychotherapeutische Approbation. In den USA hingegen wurde die Hypnoanalyse recht systematisch ab den 1940er Jahren als Konzept unter anderem von Lewis R. Wolberg, Merton M. Gill und Margaret Brenman beschrieben (eine gelungene Übersicht über die Entwicklung der Hypnoanalyse findet sich bei Kinzel 1993, S. 151 ff.). In diesem Zusammenhang ist besonders auf die Rolle von Erika Fromm (1909–2003) hinzuweisen. Die aus Deutschland stammende amerikanische Psychologin wird auch als die »große Dame der Hypnose im 20. Jahrhundert« bezeichnet (Peter 2003). Fromm betont in ihrem Werk, dass durch die Hypnoanalyse der Zugang zu Primärprozessen wesentlich vereinfacht wird, indem präverbale Assoziationen, z. B. in Form von Bildern, nutzbar gemacht werden können (Brown & Fromm 1986). Das freie Assoziieren in Hypnose wird hierbei konkret beschrieben und als Technik eingesetzt (Brown & Fromm 1986, S. 204).

Dass die Hypnoanalyse in Deutschland kaum bekannt ist und die von Erika Fromm entwickelten Ansätze mit dem gezielten Einsatz von freien Assoziationen in Trance heute in der hypnotherapeutischen Fachwelt kaum eine Rolle spielen, ist darauf zurückzuführen, dass die im Jahr 1909 in Frankfurt am Main geborene Psychologin aufgrund ihrer jüdischen Herkunft in den 30er Jahren in die USA emigrierte, um dem Nazi-Terror in Deutschland und Europa zu entkommen. Zeit ihres Lebens weigerte sich Erika Fromm zudem trotz aller Kritik, ihre Fachtexte ins Deutsche übersetzen zu lassen (Peter 2003). Aber auch die hypnoanalytischen Behandlungsansätze von Wolberg, die als sehr systematisch und wegweisend angesehen werden können, fanden erstaunlicherweise kaum Nachhall in entsprechenden Fachkreisen und sind in Deutschland nahezu unbekannt. Interessanterweise setzten sich die verhaltenstherapeutischen Aspekte seiner hypnoanalytischen Ansätze, die »Hypnoanalytische Desensitivierung« sowie die »Nacherziehung durch Einsicht«, im Kontext der sich damals entwickelnden Verhaltenstherapie durch und wurden von Joseph Wolpe gewürdigt (Kinzel 1993, S. 155 f.). Dies zeigt deutlich, wie sehr sich hypnoanalytische Ansätze in Therapiemethoden und -verfahren wiederfinden, die sich über viele Jahrzehnte und teilweise bis heute aus dogmatischen und berufspolitischen Gründen voneinander abschotten.

1.6.2 Assoziative Arbeit in der Hypnotherapie des 21. Jahrhunderts

Die Arbeit mit Assoziationen wird in Lehrbüchern als eine der verschiedenen Möglichkeiten der Arbeit in Hypnose beschrieben, z. B. bei Techniken zur Schmerzkontrolle (Halsband 2015). Während der Behandlung werden assoziative Elemente genutzt, um eine spontan auftretende Wahrnehmung durch den Schmerz zu erzielen, womit weiter hypnotisch gearbeitet werden kann. Patienten werden dabei oft gebeten, sich ihren Schmerz als Bild oder Geräusch vorzustellen, womit sich dieses Erleben dann mit suggestiven Elementen verändern lässt, indem beispielsweise das auftretende Geräusch als leiser erlebt wird oder eine Änderung des Bildes erzielt wird (Jensen 2015). Im Gegensatz zum freien Assoziieren wird hier die Wahrnehmungsebene in der Regel vorgegeben und mit suggestiven Elementen die Veränderung recht eng begleitet, anstatt abzuwarten, was sich von selbst ergibt, wenn man dem Geschehen vollkommen freien Lauf lässt.

Die Ego-State-Therapie wird aufgrund ihrer historischen Entwicklung grundsätzlich zu den hypnoanalytischen Verfahren gerechnet, da ihre Begründer Helen und John Watkins beide ausgebildete Psychoanalytiker waren. Inzwischen erfreut sie sich in teilweise modifizierter Form (Peichl 2012; Rießbeck 2013; Fritsche & Hartman 2016) im deutschsprachigen Raum großer Beliebtheit. In der aktuell gelehrten Form sind die klassischen psychoanalytischen Ansätze, wie etwa das freie Assoziieren und die Arbeit mit dem Übertragungsgeschehen, deutlich in den Hintergrund getreten, auch da es sich bei den meisten Anwendern nicht um Psychoanalytiker handelt. Das Unbewusste wird in diesen Ansätzen – wie es der modernen Hypnotherapie entspricht – als Quelle der Ressourcen betrachtet. Dabei bedient man sich der Arbeit mit den verschiedenen inneren Anteilen und Zuständen des Ichs, den sogenannten Ego-States, um Konflikte zu lösen, hilfreiche korrigierende Erfahrungen zu machen und verschüttete Ressourcen zu entdecken. Ohne assoziative und spontan auftauchende Elemente, die von Behandlern direkt oder indirekt angestoßen werden, wird dies wohl kaum möglich sein.

Ein Vorgehen in Hypnose, das ebenfalls sehr stark assoziativ ausgelegt ist, beschreibt die Ärztin und Hypnotherapeutin Sabine Fruth in ihrer Methode der »Imaginären Körperreisen« (Fruth 2021). Hier wird der Patient zunächst suggestiv begleitet, in seinen eigenen Körper zu reisen und z.B. eine Schaltzentrale aufzusuchen (Fruth 2021, S. 88 ff.) und auf die Weise dort einen kreativen oder abstrakten Weg zu finden, um persönliche Probleme zu lösen und Ressourcen zu aktivieren. Freie Assoziationen spielen in Fruths Ansatz eine entscheidende Rolle für das individuelle Vorgehen, auch wenn sie nicht explizit so benannt werden.

Grundsätzlich tritt freies Assoziieren auch regelmäßig bei sehr suggestiv angelegten Hypnosen oder auch beim Erzählen von Metaphern und Geschichten auf. In der ericksonianischen Hypnotherapie führen die suggestiven Ausführungen des Behandlers zwangsläufig zum freien Assoziieren auf Patientenseite. Häufig berichten die Patienten nach einer Suggestionshypnose, dass sie irgendwann »gar nicht mehr mitbekommen haben«, was ihr Behandler genau gesagt hat, sondern ihren eigenen Gedanken und inneren Bildern gefolgt sind. Genau dies führt schließlich zur Aktivierung von schlummernden inneren Ressourcen, um sie zu utilisieren. Assoziatives Geschehen kann man daher auch als eine zentrale Komponente im Rahmen der modernen Hypnotherapie nach Erickson ansehen.

1.7 Ist »freies Assoziieren in Hypnose« eine Form der Hypnoanalyse?

Der Begriff der »Hypnoanalyse« wurde bisher, wie so viele Termini, die mit den Phänomenen Hypnose und Trance zusammenhängen, nicht abschließend definiert. Helmut Rießbeck, der sich mit dem Begriff kritisch auseinandersetzt und postuliert, dass sich die moderne Hypnoanalyse nicht mehr als eine Form der Psychoanalyse verstehen lässt, macht für eine kurze Definition folgenden Vorschlag:

> *»Hypnoanalyse ist ein Verstehensansatz und eine therapeutische Methode. Sie ist charakterisiert durch ein dynamisches Wechselspiel zwischen der Arbeit mit Übertragungsprozessen und strategisch direktiven Interventionen, hierarchischer und egalitärer Beziehung, Beeinflussung von Wahrnehmungsprozessen, Bewusstseinsveränderung und emotionalem Austausch. Sie verbindet Vergangenheits- und Zukunftsorientierung über Signale, die im therapeutischen Prozess gemeinsam interpretiert werden.« (Rießbeck 2013, S. 22).*

Er stört sich insbesondere an dem Begriff der »Analyse«, durch die »eine hierarchische Beziehung zwischen Therapeut und Klient auf wenig transparente Art festlegt« werde (Rießbeck 2013, S. 23), so dass sich die Prinzipien der Psychoanalyse mit denen der hypnotherapeutischen Vorstellungen nicht gut verbinden lassen. Dies spiegelt recht genau das wider, was in dem vorliegenden Buch beschrieben werden soll: Es geht bei der Arbeit mit freien Assoziationen in Hypnose eben nicht um das gezielte Aufdecken von Widerständen, um eine beabsichtigte Ursachenforschung oder die Arbeit mit Übertragung und Gegenübertragung. Ob und wie mit dem zutage tretenden »Therapiematerial« gearbeitet wird, hängt letzten Endes vom therapeutischen Hintergrund des Behandlers ab – was natürlich nicht ausschließt, dass ein analytisch geprägter Hypnotherapeut auch analytische Elemente in die Arbeit mit freien Assoziationen in Trance integrieren kann. Den Begriff der »Analyse« in eine Umschreibung der therapeutischen Intervention mit einzubeziehen wäre allerdings eher irreführend. Ein Begriff wie »Assoziative Hypnotherapie« würde sich möglicherweise als passender erweisen, indem er sich auf das assoziative Vorgehen bezieht und keine falschen Vorstellungen eines klassisch analytischen Ansatzes hervorruft. Meines Erachtens ist es jedoch nicht erstrebenswert, den unzähligen Psychotherapieverfahren oder Methoden mit einem eigenen Namen einen weiteren hinzuzufügen, insbesondere da das freie Assoziieren in Trance ohnehin in den persönlichen Hintergrund des Therapeuten einzubetten ist und sich mit den unterschiedlichsten Therapiemethoden elegant kombinieren lässt. Ich sehe daher darin eher ein verbindendes Element, um verschiedene Psychotherapieansätze und weiterführende Interventionen sinnvoll miteinander zu verknüpfen. Auf diese Weise ist es auch möglich, vordergründig vorhandene Widersprüche von Therapiemethoden und das dogmatische »Schulendenken« zu überwinden und sie so gewinnbringend für Patienten einzusetzen. Bei der Arbeit mit freien Assoziationen in Hypnose sollte es also vornehmlich darum gehen, Gemeinsamkeiten und Anknüpfungspunkte mit anderen Therapieinterventionen, -verfahren und -methoden zu finden, als sich gezielt davon abzugrenzen. Freies Assoziieren in Hypnose kann dabei grundsätzlich auch als vorrangiges Behandlungskonzept dienen und sich wie ein roter Faden durch die gesamte Behandlung ziehen.

1.8 Definition der »freien Assoziation« im vorliegenden Buch

Wie nun deutlich wurde, ist die psychotherapeutische Intervention des freien Assoziierens aus der Arbeit mit Hypnose entstanden und wurde von Freud aus der Trancearbeit formal herausgelöst (Kapitel 1.1). Nutzt man diese Technik gezielt für die Arbeit in Hypnose, kehrt sie letzten Endes auf diese Weise wieder zu ihrem Ursprung zurück, aus dem sie von Freud einst entwickelt wurde. In Form der KIP ist dies durch Hanscarl Leuner in der zweiten Hälfte des 20. Jahrhunderts bereits erfolgt, wobei der psychodynamische Hintergrund für die Arbeit mit Assoziationen im Vordergrund steht.

Freies Assoziieren in Hypnose kann und soll, wie wir sehen werden, jedoch nicht ausschließlich dazu dienen, sich auf die Suche nach den Ursachen der bestehenden Probleme zu machen, sondern die Suche nach Ressourcen und Lösungen anstoßen. Ob man dabei auf Ursachen und unbekannte Auslöser stößt, zeigt sich spontan und ohne gezielte Absicht. Wenn unbewusste Konflikte oder Lebensereignisse auftauchen, die in der Therapie bearbeitet werden müssen, ist dies in der Regel erforderlich, um in weiterer Folge den Weg für die Ressourcen freizumachen. In so manchem Fall wird man feststellen, dass der Zugriff auf Ressourcen ganz ohne Umwege möglich ist und eine Auseinandersetzung mit den Auslösern oder Ursachen bestehender Probleme – möglicherweise sehr unerwartet – gar nicht notwendig erscheint.

Der Begriff der »freien Assoziation« als therapeutische Intervention ist durch Sigmund Freud sehr konkret beschrieben worden (Kapitel 1.1). In der Psychoanalyse wird vor allem der narrativen Linie des freien Assoziierens große Aufmerksamkeit geschenkt, anhand derer sich die Logik der Aufeinanderfolge freier Assoziationen untersuchen lässt. Auf diese Weise sollen unbewusste Gedankenzüge identifiziert werden (Bollas 2011, S. 19). Im Verlauf der Entwicklung der Psychoanalyse hat die Arbeit mit freien Assoziationen zahlreiche Variationen erfahren. Die Gemeinsamkeit der Interventionen besteht darin, ein Bewusstsein für die Ursachen der vorhandenen psychischen Beschwerden zu entwickeln. Dazu werden die Arbeit an Widerständen, die Analyse der Übertragung und Gegenübertragung sowie die Identifikation von Abwehrmechanismen genutzt, um über Deutung, Klärung und Konfrontation zu einem Erkenntnisgewinn zu kommen, der schließlich zu einer Besserung der Beschwerden führen soll.

Das freie Assoziieren in der ressourcenorientierten Hypnotherapie hat mit dem freien Assoziieren in der Psychoanalyse gemein, den Patienten so wenig wie möglich in seinen Assoziationen durch suggestive Einflüsse stören und auf ihn einwirken zu wollen. Anders als in der klassischen Psychoanalyse werden die Assoziationen des Patienten jedoch nicht zwangsläufig analysiert oder vom Therapeuten durch Deutung oder Klärung bewertet und eingeordnet. Es geht auch nicht um das gezielte Aufdecken von Widerständen und Abwehrmechanismen. Die Arbeit basiert auf der Grundannahme der modernen Hypnotherapie, dass die Lösungen für die bestehenden Probleme bereits im Patienten angelegt sind und in der Hypnose darauf Zugriff geschaffen werden soll. Wie der Weg zu Ressourcen und Lösungen dann genau aussieht, kann niemand vorhersagen. Die in diesem Buch vorgestellte Intervention ist daher keine neue »Methode«, sondern möchte anregen, die bekannte Technik des freien Assoziierens integrativ in Trance einzusetzen. Je nachdem, was sich bei freien Assoziationen in Hypnose zeigt, kann damit jeder Therapeut seiner Ausbildung entsprechend weiterarbeiten, sei es, dass die Erkenntnisse zu weiteren systemischen Interventionen, körpertherapeutischer Arbeit, Beobachtungsprotokollen, Verhaltensanalysen, direkten Suggestionshypnosen oder weiterer freier Assoziationsarbeit in Trance anregen. Umgekehrt kann aus einem anderen Kontext heraus mit freiem Assoziieren gearbeitet werden, z. B. im Rahmen eines »normalen« Therapiegesprächs bei der Ausarbeitung einer Situationsanalyse, bei dem sich die Arbeit mit freier Assoziation durch eine spontan eintretende Trance ergeben kann. Dies spiegelt die exzellente Integrationsfähigkeit der freien Arbeit in Hypnose mit diversen Therapierichtungen wider.

Es sei ausdrücklich betont, dass sich freies Assoziieren neben Kognitionen, Sinneseindrücken oder Emotionen auch hervorragend mit körperlichen Symptomen und Verhaltensimpulsen initiieren lässt. Auf diese Weise kann der Patient anhand der geschilderten Beschwerden oder angestrebten Ziele zu seinem individuellen Weg geleitet werden, seine Probleme zu überwinden und intrinsische Ressourcen dafür zu aktivieren. In manchen Fällen wird es auf diesem Weg zunächst zu belastenden Erinnerungen und Wahrnehmungen kommen, die bearbeitet werden wollen, in anderen Fällen auch zu vollkommen abstrakten Erlebensweisen sowie dem Auftauchen von Symbolen, deren Sinn und Inhalt sich nicht immer erschließen. Die auftauchenden Assoziationen werden grundsätzlich willkommen geheißen und in ihrer Entwicklung ohne unnötige Eingriffe des Therapeuten weiterverfolgt. Letzten Endes soll der Patient dadurch unbewusste oder verdrängte Stärken wieder erlangen, gleichwohl sich diese nicht immer verständlich darstellen mögen und der Prozess als wenig greifbar erlebt wird.

Auch wenn das gezielte Arbeiten mit freien Assoziationen in Hypnose in der aktuell verfügbaren Literatur gelegentlich erwähnt wird (Oswald 2017; Markert 2005), gibt es dazu kaum konkrete Anleitungen zum praktischen Vorgehen. Die verfügbaren praxisbezogenen Publikationen stammen vorzugsweise aus dem amerikanischsprachigen Raum der 80er Jahre, vor allem von Erika Fromm oder Elgan Baker (Kinzel 1993), und bleiben insgesamt sehr überschaubar.

Das Ziel dieses Buches ist es daher, die Arbeit mit freien Assoziationen in Hypnose praxisnah für Therapeuten aller Therapierichtungen darzustellen und zu zeigen, wie effektiv und integrativ sich damit arbeiten lässt. Voraussetzung ist natürlich, über eine fundierte Psychotherapie- und Hypnotherapieausbildung sowie ausreichend Selbsterfahrung zu verfügen, um die eigenen Grenzen und Kompetenzen sowie die der Patienten gut einschätzen zu können.

KAPITEL 2

Die Rolle der therapeutischen Intuition

Neben all dem messbaren Wissen über psychotherapeutische Interventionen und deren Wirkungsweise haben auch weniger greifbare Prozesse in der Psychotherapie eine wichtige Funktion. In diesem Zusammenhang ist in den vergangenen Jahren zunehmend die Rolle der Intuition in den wissenschaftlichen Fokus gerückt, wenngleich dieser Aspekt immer noch ein wenig beforschtes und bisher nicht vereinheitlichtes Konzept darstellt (Kriz 2001; Adinolfi & Loia 2022). Allein aus der praktischen Erfahrung heraus kann kaum bezweifelt werden, dass die Intuition des Therapeuten relevanten Einfluss auf den Therapieverlauf hat. Das Ausmaß therapeutischer Intuition ist dabei auch von der Berufserfahrung abhängig, wie in einer Studie gezeigt werden konnte (Lobb et al. 2022).

Je freier die therapeutische Arbeit erfolgt, je weniger man sich also an strukturierten Therapieabläufen oder -manualen orientiert, desto mehr ist eine gute Intuition vonnöten, um dem Patienten hilfreich zur Seite stehen zu können. Vorgegebene Therapieabläufe oder -manuale können zuweilen hilfreiche Dienste leisten, insbesondere bei Patienten, die eine hohe Struktur von außen benötigen, wie etwa Patienten mit einer ausgeprägten Suchtproblematik oder geringen Ich-Struktur. Gleichzeitig sind diese Vorgehensweisen oft wenig flexibel angelegt, und als Therapeut wird man eher von kognitiven Prozessen geleitet, so dass weniger Zugriff auf den eigenen ganzheitlich-intuitiven Wissens- und Erfahrungsschatz besteht.

Da die Arbeit mit freien Assoziationen gerade auf strukturelle Gegebenheiten so weit wie möglich verzichtet, damit sich die intrinsischen Ressourcen des Patienten »anzapfen« lassen (eine ausreichend stabile

Ich-Struktur vorausgesetzt), ist für diesen Behandlungsansatz die therapeutische Intuition besonders gefordert. Freies Assoziieren fördert zugleich grundsätzlich auch intuitives Geschehen auf der Patientenseite. In diesem Kapitel werden dazu wichtige Informationen zusammengetragen, um intuitives Arbeiten gezielt zu fördern.

2.1 Was versteht man unter »Intuition«?

Zunächst von Wissenschaftlern belächelt, erhalten intuitive Prozesse inzwischen seit einigen Jahren zunehmend wissenschaftliche Aufmerksamkeit und werden längst nicht mehr als ein unseriös »esoterisches Hirngespinst« angesehen. Intuition spielt in vielen Bereichen des täglichen Lebens eine Rolle, sei es beim Einkaufen, bei der Menüwahl im Restaurant, bei der Partnerwahl, bei der Einstellung von Mitarbeitern, im Sport – oder eben in der Psychotherapie. Dabei strebt man nach Möglichkeit ein »gutes Bauchgefühl« an, um eine hilfreiche Entscheidung zu treffen – aber eben ohne die Ratio in den Vordergrund zu stellen, obwohl diese gleichzeitig eine wichtige Voraussetzung für eine gute Intuition ist.

Wie lässt sich Intuition also beschreiben, zumal es bisher keine einheitliche Definition dafür gibt? Der bekannte Intuitionsforscher Gerd Gigerenzer versteht unter Intuition etwas, was einen befähigt, ein Urteil oder eine Entscheidung zu fällen (Gigerenzer 2008). Er verwendet den Intuitionsbegriff synonym mit den Bezeichnungen Bauchgefühl und Ahnung, »um ein Urteil zu bezeichnen,

1. das rasch im Bewusstsein auftaucht,
2. dessen tiefere Gründe uns nicht ganz bewusst sind und
3. das stark genug ist, um danach zu handeln« (Gigerenzer 2008, S. 25).

Demnach lässt sich Intuition grundsätzlich als ein Prozess beschreiben, bei dem ein bestimmtes, wenig greifbares Gefühl in Bezug auf eine Entscheidung, Bewertung oder ein Urteil besteht. Wir »wissen« z. B. in einer bestimmten Situation, was sich »richtig« oder »falsch« anfühlt, ohne sagen zu können, woher dieses Gefühl stammt (Remmers & Michalak

2016). In einer Hypnosesitzung kann dies etwa bedeuten, eine Eingebung oder einen Impuls zu verspüren, was mit dem Patienten gerade los ist, was er denkt oder fühlt und welche Intervention jetzt gerade für ihn gut sein könnte. Oder dass es besser ist, einen geplanten Kommentar nicht auszusprechen, da einem das innere Gefühl sagt, er könnte den Patienten aktuell unnötig destabilisieren.

In einem intuitiven Prozess sorgt unser ganzheitlicher und zum größten Teil unbewusster Wissensschatz also dafür, dass wir ein bestimmtes Gefühl für eine Situation bekommen und so intuitiv eine Entscheidung treffen. Das bedeutet auch, dass intuitive Prozesse nicht einfach »vom Himmel fallen«, sondern sich durch den Erwerb umfassender Kenntnisse und langjähriger Erfahrungen auszeichnen, die sich schließlich in unbewussten Fertigkeiten widerspiegeln und durch zu viel Nachdenken eher beeinträchtigt werden (Gigerenzer 2008, S. 47).

Intuitives Erleben setzt folglich einen guten Zugang zu unbewussten Prozessen und dem »inneren Wissen« voraus, wobei gleichzeitig kognitive Prozesse reduziert werden. Bauchentscheidungen werden also in einer Art Trancezustand gefällt. Es lohnt daher, sich sowohl auf Therapeuten- als auch auf Patientenseite mit dem Phänomen der Intuition zu beschäftigen, um sie im therapeutischen Prozess gezielt fördern zu können.

2.2 Intuition als Werkzeug in der Psychotherapie

Die Intuition spielt als explizites Werkzeug in Deutschland insbesondere in den von den Krankenkassen finanzierten Richtlinienverfahren bisher keine nennenswerte Rolle. Es wird lediglich gelegentlich darauf hingewiesen, neben rationalen und kognitiven Prozessen wie Datenauswertungen und Therapieplanungen auch die eigene Intuition ernst zu nehmen und in die Diagnostik bzw. Therapie mit einzubeziehen (z. B. Zimmer 2009, S. 932 f.). Erst seit kurzem findet sich vereinzelt Literatur für einen breiteren Leserkreis, der sich diesem Bereich gezielt widmet (z. B. Treichler 2022).

Im angelsächsischen Sprachraum hingegen wird man etwas fündiger, was die Integration der Intuition in Psychotherapieverfahren angeht. In der Transaktionsanalyse, die von dem kanadisch-US-amerikanischen Psychiater Eric Berne (1910–1970) um die Mitte des 20. Jahrhunderts entwickelt wurde, kommt der Intuition beispielsweise eine herausragende Bedeutung zu. Seine Vorstellung von Intuition deckt sich dabei weitgehend mit der heutigen Auffassung:

> *»Intuition ist Wissen, das auf Erfahrung beruht und durch direkten Kontakt mit dem Wahrgenommenen erworben wird, ohne dass der intuitiv Wahrnehmende sich oder anderen genau erklären kann, wie er zu der Schlussfolgerung gekommen ist.« (Berne 2005, S. 36).*

In seinen Schriften nimmt die Intuition dabei insbesondere bei der klinischen Diagnostik einen wichtigen Platz ein (Berne 1949). Für ihn geht es dabei auch um ein »intuitives Verstehen« der Patienten, um vor allem deren »Ich-Zustände« wahrnehmen und begreifen zu können (Berne 1957). Eric Berne prägte übrigens den Begriff »ego state« und verwendete ihn als Erster. Für die Nutzbarmachung von Intuitionen werden in der Transaktionsanalyse die klassischen Interventionen der Psychoanalyse wie eben auch das freie Assoziieren herangezogen (Berne 2005, S. 23). Erwähnt sei an dieser Stelle ergänzend das Wirken des britischen Psychoanalytikers Wilfred Bion, in dessen analytischer Arbeit der Intuition ebenfalls eine wichtige Stellung eingeräumt wird (Grimalt 2022).

2.3 Wie lässt sich Intuition im Allgemeinen fördern?

Da Intuition auf den unbewussten Erfahrungsschatz zurückgreift, verwundert es nicht, dass der Zugang zu intuitiven Prozessen einen bestimmten Bewusstseinszustand voraussetzt (Goldberg 1988). Aus hypnotherapeutischer Sicht kann man von einem Trancezustand sprechen, in dem bewusste kognitive Prozesse und analytisches Denken in den Hintergrund treten – ohne vollkommen ausgeschaltet zu sein – und kreatives, assoziatives Geschehen in den Vordergrund rückt. Ein solcher Zustand tritt in der Regel auch unwillkürlich bei Achtsamkeitsübungen auf, so dass sich diese bekannten und schulenübergreifend genutzten Interventionen auch gut als Grundhaltung für das Anzapfen der eigenen Intuition nutzen lassen. Versetzt man sich etwa durch Meditation in einen leichten Trancezustand, kann man seinen intuitiven Wahrnehmungen gegenüber offen sein. Schließlich kann sich ein breiter oder weiter Blick öffnen, der oft mit einem wenig greifbaren, also eher vagen oder seltsam anmutenden Gefühl einhergeht, vielleicht stellt sich – je nach Prozess – auch ein »mulmiges« Gefühl ein. Auf diese Weise gelingt es, raus aus dem Kopf und rein in das Bauchgefühl zu gelangen und seiner Intuition auf die Spur zu kommen (Remmers 2024). Dabei spielen assoziative Prozesse eine wichtige Rolle, weil sich damit Erkenntnisse und Lösungsmöglichkeiten, die im inneren Erfahrungsschatz schlummern, aktivieren lassen. Insofern können »Tagträume« als sehr hilfreich für die Intuitionsentwicklung angesehen werden, während der Abschweifungen, Themensprünge und nicht-lineare Gedanken den Weg in den unbewussten Erfahrungsschatz ebnen. Genau hier werden z. B. depressive Patienten Schwierigkeiten haben, da sie sich in der Regel mit endlos anhaltenden kognitiven Grübelschleifen konfrontiert sehen, keinen ausreichenden Zugang zu ihren inneren Ressourcen haben und dadurch eben nicht zu einer hilfreichen Erkenntnis oder Lösung finden.

Um die eigene Intuition zu fördern, ergibt es folglich Sinn, sich zunächst einmal über den eigenen »Empfangsstatus« bewusst zu werden. Dazu gehört auch, sich darüber im Klaren zu sein, ob und welche eigenen Vorurteile gegenüber der Intuition bestehen (Goldberg 1988, S. 201). Eine achtsame, gegenüber inneren Impulsen und Wahrnehmungen offene Haltung kann neben Achtsamkeitsübungen auch gut durch Selbsthypnose erreicht werden. Im Grunde genommen beschreibt bereits Freud in der Technik der »gleichschwebenden Aufmerksamkeit« genau einen solchen tranceartigen Zustand, der intuitive Prozesse fördert. Dieser Zustand wird von analytisch arbeitenden Therapeuten für das Arbeiten mit Übertragungsprozessen, Widerständen usw. genutzt, er ist aber ebenso hilfreich für alle anderen Therapierichtungen, insbesondere um das intuitive Aufspüren von Ressourcen zu erleichtern.

Neben dieser beschriebenen intuitiven Haltung ist zudem das Vorhandensein von Erfahrung, Kompetenzen und Fachwissen erforderlich. Die Kunst einer guten Intuition besteht also darin, dem breiten und zunächst kognitiv angelegten Erfahrungsschatz mit einem nichtanalytischen, assoziativ-offenen Bewusstseinszustand gegenüberzutreten, damit intuitiv der richtige Zugriff auf inneres Wissen erfolgen kann. Auf diese Weise gelingt es, das »richtige« Wissen für ein Urteil oder eine Entscheidung sehr schnell parat zu haben. Versuchte man, über eine bestimmte Lösung rein analytisch nachzudenken, könnte dies unter Umständen sehr viel länger dauern und aufgrund der kognitiven Einengung und des linearen Geschehens im normalen Wachzustand auch dazu führen, dass keine gute Lösung gefunden wird, obwohl das innere Wissen dazu vorhanden ist. Intuitive Prozesse laufen eben viel schneller ab als bewusste kognitive Prozesse. Wir machen uns diese Fähigkeit permanent im Alltag zunutze, wo wir über viele Dinge nicht (mehr) aktiv nachdenken, wenn sie einmal »in uns drin sind«, etwa beim Autofahren, Schuhe schnüren oder bei Sport und Musik. Ein geübter Sportler, der bestimmte Bewegungen intuitiv ausübt, wird in seiner Leistung nachlassen und verwirrt sein, würde er aufgefordert werden, sich seine komplizierten Bewegungsabläufe genau bewusst zu machen (Gigerenzer 2008).

Es ist also auch als Psychotherapeut sinnvoll, sich sein inneres Wissen im Rahmen der Therapie voll zunutze zu machen, auch wenn wir vielleicht nicht immer genau beschreiben können, warum wir uns mal für, mal gegen einen bestimmten Impuls oder eine bestimmte Intervention entscheiden. Gerade für Verhaltenstherapeuten, die ihre Therapiestunden unter Umständen komplett durchplanen, mag dies herausfordernd sein. Gleichzeitig wird man durch eine verbesserte therapeutische Intuition wesentlich flexibler, insbesondere wenn unvorhergesehene Dinge passieren. Zudem kann man sich auf die individuellen Bedürfnisse des Patienten besser einstellen und damit auch die therapeutische Beziehung stärken. All dies erfordert als Grundlage ein hohes Maß an Fachwissen und therapeutischen Kompetenzen, was unter anderem ja auch durch die Nutzung stark strukturierter Therapiemaßnahmen erworben werden kann. Die Intuition kann dann dabei helfen, in diesem reichen Erfahrungsschatz genau das nach oben zu fördern, was in einem bestimmten Moment gebraucht wird. Auf diese Weise beschränkt man sich nicht auf die überschaubaren bewusst zugänglichen Erfahrungen. Ein Therapeut mit einem guten Zugang zu seiner Intuition utilisiert daher seine umfangreichen Kompetenzen viel besser als ein Therapeut mit »geringer« Intuition. Dies erklärt auch, weswegen umfangreiches therapeutisches und psychologisches Wissen allein für eine erfolgreiche Therapie nicht ausreichen.

2.4 Intuition von Patienten fördern

Inzwischen ist bekannt, dass Intuition bei zahlreichen psychischen Erkrankungen, wie etwa Depressionen, in Teilen »verloren« geht. Patienten berichten in diesem Zusammenhang häufig, sie litten unter Entscheidungsschwierigkeiten und hätten bereits im Alltag bei Kleinigkeiten, wie etwa bei der Entscheidung, was sie anziehen oder essen sollen, Probleme (Remmers & Michalak 2016). Dies spiegelt in der Regel einen sehr hohen kognitiven Anteil am Entscheidungsgeschehen mit einer ausgeprägten rationalen Analyseneigung wider, die sich insgesamt nie »richtig« anfühlt und bei der der intuitive Anteil, der bei Entscheidungen im Allgemeinen dazugehört, häufig zumindest in Teilen verloren geht. Es geht also darum, den Zugang zu diesem Bauchgefühl wieder zu erleichtern und damit auch die Fähigkeit zu stärken, stimmige Entscheidungen zu treffen.

In der Hypnotherapie wird der Patient angeregt, der Rationalität weniger Raum zu geben und stattdessen Intuition und Bauchgefühl zu fördern (Wilhelm-Gößling et al. 2020, S. 55). Der Trancezustand in Kombination mit angemessenen Interventionen erleichtert es Patienten, mit dem eigenen inneren Wissensschatz wieder in Kontakt zu kommen. In therapeutischen Sitzungen können Patienten daher gut durch Anleitung zur Selbsthypnose stimuliert werden, intuitive Prozesse zu stärken. Auf diese Weise können Patienten auch in Eigenregie üben und aktiv in den Aufbau von Intuition einbezogen werden.

Mit dem Einsatz geläufiger hypnotherapeutischer Interventionen, wie etwa Konfusionstechniken, Metaphern und Geschichten etc., lassen sich in hypnotherapeutischen Sitzungen zudem verborgene Ressourcen wieder direkt spürbar und erlebbar machen. Es ist immer wieder erstaunlich, wie Patienten z. B. nach dem Hören einer Geschichte in Trance zu ihren inneren Stärken und Ressourcen zurückkehren, in Einzelfällen sogar bei Depressionen, die als therapieresistent eingestuft wurden (Junghanns 2023).

Im Rahmen der freien Assoziation können Patienten erleben, wie sie direkt in Kontakt mit neuen oder alten Ressourcen kommen. Da der Therapeut sich mit suggestiven Elementen sehr zurückhält, können diese als besonders authentisch, selbstwirksam und »aus sich selbst heraus« erlebt werden, um Intuition und Bauchgefühl zu stärken. Voraussetzung ist aber, wie bereits betont, eine ausreichend stabile Struktur der Patienten, weil z.B. Menschen mit einer emotional-instabilen Persönlichkeit zuweilen eine eher dysfunktionale Intuition aufweisen, deren Nutzung in Trance nicht zielführend ist, sondern eher schädlich sein kann (Remmers 2024).

2.5 Die Rolle der Intuition bei der Arbeit mit freien Assoziationen

In der Psychoanalyse wird dem freien Assoziieren auf Seiten des Patienten die gleichschwebende Aufmerksamkeit auf Seiten des Therapeuten gegenübergestellt (Rugenstein 2019). Die Art und Weise, wie Patientensignale empfangen und verarbeitet werden, sowie der Umgang mit therapeutischen Impulsen und Resonanzen auf die Reaktionen des Patienten spielen in den tiefenpsychologisch und analytisch orientierten Psychotherapien daher von Beginn an eine besondere Rolle, während sie in anderen Therapierichtungen, wie etwa der Kognitiven Verhaltenstherapie, praktisch kaum adressiert werden. Die Haltung bezüglich der Resonanz der analytischen Verfahren hat sich dabei im Verlauf der vergangenen Jahre deutlich verändert, da sich die strenge Regel der Abstinenz und des Fokus auf Einsicht in die Ursachen der Probleme zugunsten einer empathischeren Haltung mit zugewandter Resonanz gewandelt hat (Mertens 2023). Insbesondere Patienten mit emotionaler und/oder körperlicher Vernachlässigung bzw. Gewalt in der Biografie benötigen ein bedürfnisorientiertes Vorgehen, um nicht erneut ein Gefühl von Vernachlässigung oder Ignoranz zu erfahren. Dies ist gerade bei der Arbeit mit freien Assoziationen ein wichtiger

Punkt, da der Therapeut erkennen muss, wann angemessenes Eingreifen notwendig wird, damit sich der Patient nicht alleingelassen fühlt oder den Eindruck bekommt, »verloren« und ohne angemessene Kontaktmöglichkeit zu sein.

Auf der Seite des Therapeuten geht es demnach darum, offen für die Reaktionen des Patienten zu sein und gleichzeitig ein gutes Gespür zu entwickeln, was für den Patienten im Verlauf der Therapie hilfreich und zielführend ist. Da der Sitzungsverlauf bei der Arbeit mit freien Assoziationen grundsätzlich offen ist, hilft intuitives Arbeiten dem Therapeuten insbesondere in Situationen, in denen er schnell entscheiden muss, wie weiter vorzugehen ist. Dies kann beim Auftauchen von heftigen Emotionen und Abreaktionen oder bei sehr skurrilen Inhalten der Fall sein, von denen der Patient berichtet, oder bei sonstigen unvorhergesehenen Reaktionen.

Im Rahmen der Selbsterfahrung ist es für Psychotherapeuten aller Therapierichtungen und -methoden also sehr hilfreich, sich mit dem eigenen Zugang zu intuitiven Prozessen zu beschäftigen. Durch Selbsthypnose oder meditatives Training kann man sehr persönliche Wege finden, um sich mit diesem Thema auseinanderzusetzen und so die eigenen intuitiven Fähigkeiten zu fördern.

KAPITEL 3

Theoretische Grundlagen

3.1 Grundannahmen und therapeutische Haltung

Die Grundannahmen und Werteorientierung für das Arbeiten mit freier Assoziation in Hypnose, wie sie in diesem Buch vorgestellt werden, lehnen sich an die Haltung an, wie sie Erika Fromm in ihrer Form der Hypnoanalyse gelehrt und beschrieben hat (Fass & Brown 1990, S. 23 f.; Brown & Fromm 1986, S. 207 f.):

- Der Therapeut vertritt eine nachgiebige und fürsorgliche Haltung und hegt keine Absichten, den Patienten oder seinen Prozess kontrollieren zu wollen.
- Es geht darum, kreative Coping-Strategien im Patienten zu fördern, um ihn in die Lage zu versetzen, seine Probleme eigenständig und aktiv zu lösen.
- Verwendete Suggestionen werden so offen wie möglich gehalten, um den Prozess so wenig wie möglich von außen zu beeinflussen.
- Der Therapeut sieht davon ab, seine eigenen Interpretationen und Fantasien in den Prozess des Patienten einfließen zu lassen, bzw. wenn er dies tut, macht er es deutlich.
- Der Patient wird darin bestärkt, dass die auftauchenden Ressourcen in Hypnose seinen eigenen Fähigkeiten entspringen und nicht durch »magische Kräfte« des Therapeuten hervorgerufen werden.
- Widerstände werden nicht gewaltsam aufgelöst, sondern stets respektiert, und es wird abgewartet, bis das Unbewusste bzw. die innere Instanz des Patienten dafür bereit ist, den Zugang zu »blockierten« Inhalten zuzulassen und einer Bearbeitung zugänglich zu machen.

Die genannten Aspekte decken sich auch weitgehend mit den Annahmen humanistischer Psychotherapieverfahren, nämlich dass die Lösung der bestehenden Probleme im Patienten selbst liegt und die therapeutische Aufgabe darin besteht, dem Patienten Zugriff auf seine Ressourcen und dadurch die Lösung seiner Beschwerden und Probleme zu ermöglichen. Anders als in der ericksonianischen Hypnotherapie treten suggestive Elemente mehr in den Hintergrund, um dem Patienten noch mehr Raum für das Auftauchen innerer Wahrnehmungen zu lassen, auf die gezielt eingegangen wird. Es wird daher auf suggestive Vorschläge, Stellvertreter und das Aufzählen möglicher Veränderungen weitgehend verzichtet. Außerdem wird explizit mit Rückmeldungen des Patienten, seien sie verbal oder non-verbal, gearbeitet, und diese werden in den weiteren Prozess direkt integriert. Das Vorgehen findet deshalb im dialogischen Austausch mit dem Patienten statt und unterscheidet sich in diesem Aspekt recht deutlich von vorwiegend suggestiv angelegten hypnotischen Vorgehensweisen.

Die Haltung, dass die Heilung im Patienten selbst angelegt ist und durch den Therapeuten lediglich angeregt oder angestoßen wird, sollte dem Patienten vorab mitgeteilt werden. Grundsätzlich entspricht dies auch den Prinzipien in der somatischen Medizin, die sich hier recht gut als Metapher eignet: Einer Wunde muss man auch nicht sagen, wie sie sich heilen soll. Hier ist es die Aufgabe von Ärzten und Pflegekräften, die Bedingungen für die Wundheilung optimal zu gestalten, was auch chirurgische Maßnahmen sein können oder die Gabe von Antibiotika. Aber dass die Wunde letzten Endes von selbst heilt und die beteiligten Körperzellen dazu ihre Funktionen ausführen müssen, kann ihnen niemand abnehmen oder vorschreiben. Auch ein durch Metallstäbe stabilisierter frakturierter Knochen muss »von allein« wieder zusammenwachsen. Bei seelischen Problemen und Verletzungen kann der Therapeut im übertragenen Sinne eine Reihe internistischer oder chirurgischer Maßnahmen in Form von therapeutischen Interventionen ergreifen. Die Heilung per se kann indes, genau wie bei einer körperlichen Verletzung, nur von innen heraus aus dem Patienten erfolgen. Der Therapeut stellt dabei folgende Dinge zur Verfügung:

- einen geschützten Raum und Rahmen, in dem sich der Patient vollkommen sicher und gut aufgehoben fühlen kann, um neue Prozesse in Ganz zu setzen;
- eine empathische und wohlwollende Begleitung mit ausreichend Vertrauen, damit sich die »innere Instanz« auf die Suche nach vorhandenen Ressourcen machen kann;
- angemessene therapeutische Vorgehensweisen, die langfristig zu einer Verbesserung der psychischen Probleme führt.

Unter dieser Annahme, die sich in der Praxis immer wieder bestätigt, auch wenn sie sich mit vergleichbaren Markern wie in der somatischen Medizin durch bildgebende Verfahren oder Laborparameter nicht direkt abbilden lässt, ist die Arbeit mit freien Assoziationen in Hypnose ausgesprochen effektiv und bereichernd. Meiner Erfahrung nach hilft es Patienten, den anstehenden Prozess einzuordnen, wenn man sich dazu entsprechender Metaphern wie etwa aus der somatischen Medizin bedient.

3.2 Mögliche Wirkmechanismen des freien Assoziierens in Hypnose

In den vergangenen zwei Jahrzehnten eröffneten sich für psychotherapeutische Therapiemethoden durch die Weiterentwicklung der Neurowissenschaften Möglichkeiten, gezielte Interventionen auf ihre Wirkungen hin genauer zu untersuchen. Studien, die neurobiologische Mechanismen der freien Assoziation mittels bildgebender Verfahren unter die Lupe nahmen, konnten zeigen, dass bei Assoziationen von konfliktbeladenen Inhalten eine verstärkte Aktivierung des anterioren cingulären Cortex (ACC) erfolgte (Schmeing et al. 2013; Kehyayan et al. 2013), während die Bereiche des Hippocampus sowie parahippocampale Cortexanteile eine Deaktivierung aufwiesen. Zudem waren auch langsamere Reaktionszeiten bei der freien Assoziation mit konfliktbeladenen Wörtern oder Sätzen in diesen Bereichen nachweisbar (Schmeing et al. 2013). Da die Regionen des medialen Temporallappens eine wichtige Rolle für das Erinnern episodischer Gedächtnisinhalte spielen, stellt eine geringere Aktivierung in diesen Bereichen einen möglichen Mechanismus dar, wie sich Verdrängungen von belastenden Erinnerungen neurobiologisch erklären lassen.

Von der hypnotischen Trance weiß man hingegen, dass sie unter anderem zu einer reduzierten Aktivierung im ACC sowie zu stärkeren funktionalen Verbindungen in den Bereichen der Insel führt (Jiang et al. 2017; Wolf et al. 2022). Dies ist eine plausible neurobiologische Erklärung, weshalb in Hypnose ein so guter und schneller Zugang zu unbewussten und verdrängten Inhalten möglich ist. Auf diese Weise ist auch nachvollziehbar, weshalb mit Hypnotherapie in der Regel im Vergleich zu anderen Verfahren sehr viel kürzere Behandlungszeiten erreicht werden. Bereits Erika Fromm berichtet, dass sich, verglichen mit der Psychoanalyse, durch die Anwendung der Hypnoanalyse die Dauer ihrer Behandlungen um zwei Drittel verkürzt habe (Brown & Fromm 1986).

Die allgemein anerkannten Wirkfaktoren der Psychotherapie nach Klaus Grawe (Grawe 1995) – therapeutische Beziehung, Problemaktualisierung, Problembewältigung, Ressourcenaktivierung und motivationale Klärung – sowie die tiefe Aktivierung von Emotionen (Lammers 2015) werden mit dem freien Assoziieren in Hypnose sehr stark adressiert. Neben der intensiven Form von Nähe, die durch die hypnotische Induktion entsteht (Zindel 1994), stehen insbesondere die Emotionsaktivierung, Problemaktualisierung mit nachfolgender Problembewältigung und Ressourcenaktivierung im Mittelpunkt der Therapie.

Die geschilderten Aspekte sind eine nachvollziehbare Erklärung, dass die Intervention des freien Assoziierens in Hypnose eine effiziente therapeutische Wirkung aufweist. Es ist daher wünschenswert, diese Intervention in Trance in aussagekräftigen klinischen Studien zu untersuchen, um die Wirksamkeit nicht allein heuristisch, sondern auch empirisch belegen zu können.

3.3 Indikationen und Kontraindikationen

Das freie Assoziieren in Hypnose kann grundsätzlich bei allen Patientinnen angewendet werden, die über eine ausreichende psychische Stabilität verfügen. Um einzuschätzen, ob eine Patientin dafür geeignet ist, kann das Ausmaß der bestehenden Ich-Struktur herangezogen werden (Wilhelm-Gößling et al. 2020). Für eine hohe und reife Ich-Struktur spricht, dass eine Metaebene eingenommen werden kann, Beziehungen differenziert wahrgenommen und beschrieben werden, Ambivalenzen ausgehalten werden können und der innere Fantasieraum kreativ ausgestaltet und genutzt wird (Wilhelm-Gößling et al. 2020, S. 54). Für Einschränkungen in der Ich-Struktur spricht hingegen, dass Probleme in der Empathiefähigkeit bestehen, Schwierigkeiten sich darin äußern, Bedürfnisse und Wahrnehmungen differenziert zu beschreiben, Beziehungen schwer aufrechterhalten werden und der innere Fantasieraum häufig zum negativen Pol verschoben ist. Letzteres erschwert es betroffenen Personen bei sehr freier Trancearbeit, Zugriff zu ihren Ressourcen zu erhalten. Liegen schwere Depressionen vor, kann es z. B. vorkommen, dass die Patientinnen beim freien Assoziieren in einen »Sumpf von Traurigkeit« hineinrutschen, aus dem sich nichts Produktives entwickelt, sondern die Depressionsspirale ohne Ressourcenaktivierung weiter rotiert. Bei solchen Patientinnen ist in der Regel zunächst ein strukturierteres und eher suggestiv begleitetes ressourcenorientiertes Vorgehen notwendig, bevor mit freiem Assoziieren gearbeitet werden kann.

Besonders gut lässt sich das freie Assoziieren bei folgenden psychischen Beschwerden anwenden:

- Depressionen
- Agoraphobie und Panikstörungen
- Soziale Phobien
- Isolierte Angststörungen
- Somatisierungsstörungen
- Psychosomatische Beschwerden
- Anpassungsstörungen

- Leichtere Traumatisierungen, die nicht die Kriterien einer Traumafolgestörung erfüllen
- Dysfunktionale Verhaltensweisen

Auch für die Auseinandersetzung mit chronischen Erkrankungen und deren Integration in das Alltagsleben eignet sich die Intervention gut.

Patientinnen mit schwächerer Ich-Struktur bedürfen dabei einer engmaschigen Begleitung, und die Vorgaben für das Anstoßen der freien Assoziation müssen gut überlegt sein. Bei solchen Patientinnen ist ein Abdriften in zu stark belastendes Erleben zu vermeiden, da der Zugriff auf hilfreiche Ressourcen eventuell nicht möglich ist. Eine Anleitung für die Einschätzung der Stabilität von Patientinnen, die hypnotherapeutisch behandelt werden sollen, ist auch bei Breitbach (2023) ausführlich beschrieben. Eine Zurückhaltung der freien Assoziation ist daher grundsätzlich bei folgenden Störungsbildern angezeigt:

- Sehr schwere Depressionen
- Posttraumatische Belastungsstörungen
- Ausgeprägte Persönlichkeitsstörungen
- Schwere Anorexie oder Bulimie

Eine Kontraindikation für freies Assoziieren ist auch bei Krisensituationen, wie etwa akuter Suizidalität, gegeben. Schwere psychiatrische Krankheitsbilder wie manische und bipolare Störungen sowie psychotische Beschwerdebilder sind ohnehin für die Anwendung von formaler Hypnose häufig nicht geeignet bzw. dürfen nur von sehr erfahrenen Therapeuten in Trance behandelt werden. Zu Patientinnen mit Sucht- oder Zwangserkrankungen fehlt mir bisher persönlich ausreichende Erfahrung in der Anwendung der freien Assoziation in Hypnose. Grundsätzlich ist es dringend erforderlich, sich nach transparenter Aufklärung die klare Zustimmung zu dieser unter Umständen sehr emotionsaktivierenden Intervention einzuholen.

Als Voraussetzung für die Arbeit mit freien Assoziationen in Hypnose ist ein ausreichend gut vorhandenes »inneres intuitives Wissen« bzw. eine »innere Instanz« vonnöten, damit sich die interpersonellen Kräfte und Ressourcen therapeutisch mobilisieren lassen (Benaguid &

Schramm 2016). Kann dies nicht sicher vorausgesetzt werden, ist zumindest ein engmaschiges Begleiten der Assoziationen wichtig.

3.4 Therapeutische Herausforderungen bei der Arbeit mit freien Assoziationen

Im Vergleich zu der reinen Suggestionsarbeit, mit der sowohl in der klassischen als auch in der ericksonianischen Hypnotherapie häufig gearbeitet wird, erfordert die Arbeit mit freien Assoziationen einen engen verbalen oder non-verbalen Austausch mit dem Patienten. Was sich dabei entwickelt und wo man am Ende landet, bleibt dabei zunächst vollkommen offen. Dies birgt natürlich auch das Risiko, dass die Hypnose »schiefgeht« und sich nicht etwas Erhofftes oder Hilfreiches einstellt. In der Praxis kommt dies meiner Erfahrung nach bei angemessenem Vorgehen tatsächlich recht selten vor. Die Frage ist auch immer, was als »unerwünscht« empfunden wird. Emotionen und auftauchende Erinnerungen, die in Form von Abreaktionen als sehr aversiv und unangenehm erlebt werden, können einen wichtigen Schritt in der Therapie darstellen und sind oftmals zu begrüßen. Stark überforderndes und re-traumatisierendes Erleben hingegen sind selbstverständlich unerwünschte Aspekte, die eines stützenden Eingreifens des Therapeuten bedürfen und im Einzelfall eine Unterbrechung oder einen Abbruch der Hypnosesitzung erfordern. Dieses Risiko besteht letzten Endes bei jeder Therapiesitzung, egal welcher Schulrichtung oder Methode, und kann auch bei rein suggestiv angelegten Entspannungshypnosen auftauchen.

Für viele Therapeuten, insbesondere mit verhaltenstherapeutischem Hintergrund, wird die Herausforderung bei der Arbeit mit freien Assoziationen darin bestehen, die Sitzung nicht selbst strukturiert »durchzuplanen«, sondern sich dem spontanen Weg, den der Patient beschreitet, anzuvertrauen und diesen angemessen zu begleiten. Dies erfordert eine gute Intuition für den Patienten, und oft gibt es unterschiedliche Möglichkeiten, auf das zu reagieren, was sich im assoziativen Prozess zeigt. Der Therapeut muss dabei stets als sicherer Hafen fungieren, auf den Verlass ist, wenn das Schiff ins Strudeln gerät. Zu dem wichtigen

Aspekt der Intuition, der für diese Art der Arbeit von entscheidender Bedeutung ist, wurde in Kapitel 2 bereits ausführlich berichtet.

Es ist daher notwendig, sich als Therapeut vor einer solchen Sitzung zu fragen, ob diese häufig sehr intensive und viel Aufmerksamkeit erfordernde Intervention gerade zu der eigenen psychischen und körperlichen Verfassung passt. Bin ich für solch eine Sitzung am Ende eines langen und anstrengenden Tages noch in ausreichend guter Verfassung? Belasten mich gerade selbst bestimmte Themen, die mich emotional überfordern könnten, wenn ich den Patienten im freien Assoziieren begleite? Dabei ist es wichtig zu wissen, dass sich beim Therapeuten ebenfalls freie Assoziationen und Impulse einstellen, die sorgfältig zu beobachten sind. Oft ergeben sich daraus Impulse, dem Patienten etwas mitteilen oder vorschlagen zu wollen. Dies sollte immer kritisch geprüft werden, da diese ja oft dem eigenen Prozess entspringen und nicht passend und stimmig für den Patienten sein müssen. Aus diesem Grund ist abzuwägen, ob die eigenen Assoziationen dem Patienten mitgeteilt oder für sich behalten werden sollten. Eigene Impulse können auch ggf. nach Beendigung der Trance im Nachgespräch mit dem Patienten erörtert werden, um zu überprüfen, ob diese hilfreich sind oder nicht.

3.5 Abreaktionen und Katharsis

Die Arbeit mit freien Assoziationen in Hypnose kann bei manchen Patientinnen zu sogenannten kathartischen Zuständen mit heftigen Abreaktionen führen, auf die die Behandlerin grundsätzlich vorbereitet sein sollte. Der Begriff der »Abreaktion« wurde von Sigmund Freud und Josef Breuer erstmals im Jahr 1893 in dem Artikel »Über den psychischen Mechanismus hysterischer Phänomene« beschrieben. Darunter verstanden sie einen Vorgang emotionaler Abfuhr, um sich von Affekten zu befreien, die durch belastende Erinnerungen gebunden sind (Freud & Breuer 1893; Roudinesco & Plon 2004) und dadurch eine Heilung von psychischen Störungen bewirken sollen. Die Bezeichnung der »Abreaktion« ist an den Begriff der Katharsis geknüpft, der aus der griechischen Antike stammt und so etwas wie »Reinigung«

bedeutet, aber auch die Bedeutung »Ausgleichung, Entladung« haben kann (Geuter 2018, S. 186). Er wurde in verschiedenen Zusammenhängen verwendet, etwa als »rituelle Reinigung« bei religiösen und spirituellen Ritualen oder im medizinischen Bereich bei der Ausscheidung von Exkrementen. Freud und Breuer bezeichneten ihre Arbeit mit direkter Suggestionshypnose, die sie über viele Jahre ausübten, als »kathartische Methode«, da sie dort häufig mit Abreaktionen konfrontiert waren. Mit der Entwicklung der Psychoanalyse gab Freud diese Form der Behandlung auf, verzichtete auf die Einleitung einer Trance und ersetzte die suggestiven Elemente durch das freie Assoziieren (siehe Kapitel 1.1). Einer der zahlreichen Aspekte, die Freud dazu bewogen, von der Hypnose Abstand zu nehmen, bezog sich auch auf das Auftreten von erotisch anmutenden Zuständen, die bei seinen Patientinnen mitunter vorkamen (Schröter 2014). Da Konversionsneurosen um die Wende des 19./20. Jahrhunderts bei Frauen recht weit verbreitet waren, sahen sich Freud und seine Schüler leicht der Gefahr ausgesetzt, als Therapeut verführt zu werden. Durch das psychoanalytische Setting, in dem die Patientinnen keinen Blickkontakt zum Therapeuten haben und der Behandler als »weiße Wand« fungieren soll, wollte Freud dieses Risiko so klein wie möglich halten.

Bei kathartischem Erleben kommt es zu unwillkürlichen autonomen Gefühls- und Körperreaktionen, die bisweilen sehr intensiv ausfallen können, wie etwa starkes Zittern, Schluchzen und Weinen. Ulfried Geuter bezeichnet diese Prozesse als »affektmotorische Erregung« (Geuter 2018, S. 187), die bei fachgerechter Anwendung eine sehr positive Wirkung auf den Therapieverlauf haben. Dies wird in der Regel als recht aversiv und anstrengend erlebt, wobei sich danach meistens ein Gefühl von Erleichterung und Befreiung einstellt und eine Besserung der psychischen Beschwerden erfolgt. Innerhalb der verschiedenen Psychotherapiemethoden gibt es zahlreiche erlebnisaktivierende Interventionen, die mit Katharsis einhergehen, etwa bei der Bondingpsychotherapie, dem Psychodrama und in der Körperpsychotherapie (Geuter 2018). Aber auch Interventionen der sogenannten Richtlinienverfahren lassen mitunter kathartische Zustände auftreten, so bei der Durchführung von Expositionen in der Verhaltenstherapie oder bei traumatherapeutischen Interventionen.

Leider führt die unsachgemäße Anwendung von erlebnisaktivierenden Techniken – insbesondere bei stark traumatisierten Personen – immer wieder zu ungünstigen Therapieverläufen und gelegentlich sogar zu einer Verschlechterung der psychischen Beschwerden. In Studien konnte klar gezeigt werden, dass starke Emotionen wie Ärger und Wut nicht durch gezielte Katharsis, wie z. B. das Schlagen gegen einen Sandsack, abreagiert werden können und sich die Wut im Nachhinein sogar steigern kann (Bushman et al. 1999; Zhan et al. 2021). Gerade Therapeutinnen, die selbst subjektiv gute Erfahrungen mit Katharsis in der Selbsterfahrung gemacht haben, neigen jedoch mitunter dazu, für ihre Patientinnen solche Prozesse als hilfreich zu erachten und sie ihnen im schlimmsten Falle »aufzudrängen«, damit sie sich von »irgendetwas befreien« können (Geuter 2018). Dies kann für Patientinnen nachhaltige schädliche Auswirkungen haben und schadet dem Ansehen der grundsätzlich effektiven kathartischen Techniken, sofern sie fachgerecht und passend angewendet werden.

Sehr heftige Katharsis, Abreaktionen oder affektmotorische Erregung treten meiner Erfahrung nach jedoch gar nicht besonders häufig auf, wenn man dem spontanen Therapieverlauf und der inneren Instanz der Patientinnen folgt. Gerade freies Assoziieren in der Hypnose bietet die Möglichkeit, darauf zu bauen, dass das, was in der Wahrnehmung auftaucht, den passenden individuellen Weg für die Patientinnen darstellt und nicht durch die persönliche Erfahrung, die die Therapeutin in ihrem eigenen Prozess gemacht hat, geprägt werden soll. Kommt es dann spontan zu heftigen Abreaktionen, ist es allerdings wichtig, der Patientin den sicheren Raum und die Zeit zu geben, diese Erregungen zu erleben und einen empathischen Begleiter an ihrer Seite zu wissen. Auf diese Weise können »neue Entwicklungen und Differenzierungen in Gang gesetzt werden« (Koemeda-Lutz 2007), um neue und korrigierende Erfahrungen möglich zu machen. Es ist inzwischen unumstritten, dass tiefes emotionales Erleben ein wichtiger Wirkfaktor der Psychotherapie ist (Lammers 2015). Die damit einhergehende vorübergehende Destabilisierung ist gleichzeitig ein Hinweis auf einen erfolgreichen Therapieverlauf (Hayes & Strauss 1998), soweit die aktivierenden Prozesse nicht überfordernd sind und ausreichend Zeit haben, sich im System des Patienten zu integrieren.

3.6 Vorbereitung des Patienten

3.6.1 Aufklärung

Neben der allgemeinen Aufklärung über Psychotherapie und das Verfahren der Hypnose (für ausführliche Informationen dazu wird auf entsprechende Lehr- und Fachbücher verwiesen) ist es notwendig, den Patienten vor der Arbeit mit dem freien Assoziieren über wichtige Details zum Vorgehen zu informieren:

Erleben von Unwillkürlichkeit zulassen

Um das freie Assoziieren sinnvoll zu nutzen, ist es erforderlich, dass der Patient unwillkürliche Prozesse, die sich infolge des Assoziierens einstellen, »geschehen lässt« und nicht versucht, das Erleben in eine bestimmte Richtung zu lenken. Dieser Prozess ist das, was sich viele unter »Kontrolle abgeben« und »Loslassen« vorstellen. Da manche Patienten Sorge vor Kontrollverlust in der Hypnose haben, ist es wichtig, über dieses Vorgehen zu informieren und zu betonen, dass es nicht um die Aufgabe von Kontrolle geht, sondern darum, den Spuren der inneren Ressourcen folgen zu wollen. Grundsätzlich kann der Patient den Prozess ja jederzeit willentlich beeinflussen und verfügt daher auch über Kontrolle. Es geht also eher um die Entscheidung des Patienten, sich dem inneren Erleben zuzuwenden. Dieses innere Erleben können Gedanken, Bilder, Emotionen, Handlungsimpulse, Sinneswahrnehmungen oder Körperreaktionen sein. Dies entspricht auch der Grundidee des freudianischen freien Assoziierens in der klassischen Psychoanalyse, in der Inhalte aus den Tiefen des Unbewussten möglichst frei und unzensiert hervortreten sollen (Mertens 2023, S. 50). Der Zugang dazu ist in einer Trance leichter herzustellen als im Wachzustand, bei dem Teile des Gehirns, die für das kritische Denken zuständig sind, messbar aktiver sind als in einem hypnotischen Zustand (siehe auch Kapitel 3.2), so dass unbewusste Anteile sehr viel schneller – aber auch heftiger – spürbar werden und in das Bewusstsein kommen. Dem Patienten kann man dazu Folgendes mitteilen:

»Für unsere Arbeit ist es sehr hilfreich, wenn Sie in der Trance einfach alle Wahrnehmungen, die sich zeigen, auftauchen lassen und diese geschehen lassen, egal was es ist. Das können Sinneseindrücke wie Bilder, Geräusche oder Gerüche sein, aber auch Gefühle, Körperempfindungen und Verhaltensimpulse. Lassen Sie alles auftauchen, so gut es geht, und lassen Sie zu, dass sich alles weiterentwickeln kann. Sie können mir jederzeit alles mitteilen, und ich werde Sie zwischendurch immer wieder fragen, was Sie erleben. Auf diese Weise können wir das innere Wissen Ihres Unbewussten nutzen und auf Ressourcen zugreifen, die im Wachzustand so nicht zugänglich sind.«

Auf Abreaktionen vorbereiten

Auch wenn das freie Assoziieren zum Ziel hat, die inneren Ressourcen des Patienten ausfindig zu machen und den persönlichen Weg zu einer Lösung seiner Beschwerden zu finden, so kann dieser Weg mit kathartischen Zuständen in Form von starken und aversiv erlebten emotionalen oder körperlichen Abreaktionen verbunden sein (siehe Kapitel 3.5). Es besteht jedoch oft die Notwendigkeit, sich mit aversiv erlebten Emotionen und Körperreaktionen auseinanderzusetzen und diese geschehen zu lassen, um einen nachhaltigen Behandlungserfolg zu erzielen. Dies konnte auch wissenschaftlich gezeigt werden (Hayes & Strauss 1998). Gleichzeitig muss alles im Rahmen des Erträglichen und Zumutbaren erfolgen, insbesondere im ambulanten Setting, wenn der Patient weiterhin seinen Alltag bewältigen und seinem Beruf nachgehen muss. Es ist wichtig, dem Patienten dies vorab mitzuteilen und ggf. ein Stoppsignal zu vereinbaren, sollte der Patient die Hypnose beenden wollen, ohne sich während der Trance erklären zu müssen. Dem Patienten kann man dazu Folgendes mitteilen:

»Wenn Sie allen Wahrnehmungen erlauben, sich zu zeigen, kann es durchaus auch vorkommen, dass sich das unangenehm anfühlt oder Sie in eine belastende Situation geraten. Hier ist es besonders wichtig, dass Sie mir das mitteilen, damit ich Sie in so einem Fall gut unterstützen kann. In vielen Fällen ist es hilfreich, diese Gefühle, die man auch als Abreaktionen bezeichnet, da sein zu lassen und zu erleben. Oft lösen sich dadurch Blockaden, und dahinter erscheint etwas Hilfreiches und Heilendes. Es soll Sie aber auch nicht überfordern, und wenn so eine Situation eintritt, können wir gemeinsam schauen, wie wir damit umgehen und ob wir dann z. B. an Ihren inneren sicheren Ort gehen, damit Sie sich etwas ausruhen können. Wichtig ist, dass Sie wissen, dass Sie die Trance auch selbst unterbrechen können und jederzeit die Kontrolle darüber haben, in der Hypnose zu bleiben oder auch nicht.«

In diesem Zusammenhang ist es sehr bedeutsam, dass der Therapeut ein gutes Gespür dafür hat, in welchen Schritten und »Häppchen« Abreaktionen für den Patienten sinnvoll und hilfreich sind. Unzumutbares Erleben kann Re-Traumatisierungen und eine unangemessene Instabilisierung des Patienten zur Folge haben, sollte sich das Erleben nicht ausreichend in das System des Patienten integrieren lassen. Zu häufige und intensive Abreaktionen führen auch nicht zwangsläufig zu einem schnelleren oder gar besseren Behandlungsergebnis, und es ist erwiesenermaßen kontraproduktiv, wenn zu häufig mit hohen Erregungszuständen gearbeitet wird (Carryer & Greenberg 2010). Insofern ist dies bei der zeitlichen sowie inhaltlichen Therapieplanung dringend zu berücksichtigen.

3.6.2 Inneren sicheren Ort etablieren

Vor der Arbeit mit dem freien Assoziieren und vor allem wenn mit starken Abreaktionen oder passagerem unangenehmem innerem Erleben zu rechnen ist, sollte mit den Patientinnen ein innerer sicherer Ort etabliert werden. Für ausführliche Informationen dazu wird auf entsprechende Fachbücher, insbesondere der Traumatherapie, verwiesen (z. B. Lühr et al. 2021; Reddemann 2022). Zu diesem sicheren Ort kann die Patientin geleitet werden, sofern eine Auszeit von sehr anstrengendem Erleben nötig ist, oder auch zum Ende einer Sitzung, um mit dem Erleben einer angenehmen Wahrnehmung abzuschließen, falls sich diese nicht im Laufe der Sitzung von selbst einstellt.

KAPITEL 4

Praktische Grundlagen der freien Assoziation in Hypnose

4.1 Geeignete Induktionsformen und Vertiefungen

Um das freie Assoziieren so störungsfrei wie möglich anzustoßen, muss die Induktion der Hypnose sorgfältig ausgewählt werden, da man hier wohl kaum vollständig ohne suggestive Elemente auskommt, die auf den assoziativen Prozess bereits Einfluss haben. Man kann dabei recht »neutral« darauf fokussieren, immer weiter in Trance zu gehen, aber viele Patientinnen kommen auch durch ein einfaches Atempacing gut in Trance:

Beispielformulierung Induktion: »Neutraler« Einstieg in die Trance
»Erlauben Sie sich nun, in Ihrem Tempo in eine angenehme Trance hineinzugehen ... Genau so ... ganz so, wie es sich für Sie richtig anfühlt ... gehen Sie immer weiter und immer tiefer in Trance ... Das Hineingleiten in die Hypnose kann wie von selbst geschehen ... Die Hypnose wird immer tiefer und tiefer ...«

Beispielformulierung Induktion: Atempacing
»Erlauben Sie sich, mit jedem Atemzug weiter nach innen zu gehen ... jeder Atemzug bringt Sie mehr und mehr auf eine innere Ebene des Erlebens und Fühlens ... Genau ... Jeder weitere Atemzug vertieft die Trance ... wird immer tiefer und tiefer ... Erlauben Sie sich, immer mehr loszulassen und in die Hypnose hineinzugehen ... Mit jedem Atemzug wird die Trance tiefer und tiefer ...«

Diese Formen der Induktion sind recht »neutral« und stören den individuellen assoziativen Entwicklungsprozess der Patientinnen meiner Erfahrung nach wenig. Die meisten Patientinnen werden die Augen ohnehin schließen, so dass keine äußeren visuellen Reize das Assoziieren beeinflussen. Grundsätzlich ist die Arbeit aber auch mit offenen Augen möglich. In solchen Fällen ist es hilfreich, die Patientinnen einen Punkt auf dem Boden fixieren zu lassen.

Je nachdem, wie nun weitergearbeitet wird, ob z. B. zu einer bestimmten Wahrnehmung, Situation, Emotion oder einem bestimmten Gedanken frei assoziiert werden soll, ist das weitere Vorgehen sehr flexibel möglich. Die Vertiefung der Trance kann prinzipiell in einem mehr oder weniger neutralen Modus weiter fortgeführt werden. Soll die Patientin das Thema selbst auftauchen lassen, kann man sie etwa auf einem Pfad entlanggehen lassen und schauen, wo sie am Ende herauskommt und was sich dort zeigt, oder einen Raum mit mehreren Türen beschreiben, von denen die Patientin eine öffnen soll. Auf diese Weise kann man ein Thema oder Anliegen selbst auftauchen lassen, um das es in einer Therapiesitzung gehen soll. Die Grundannahme ist hierbei, dass die »innere Instanz« oder das »innere Wissen« die Dinge hervorbringt, die die Patientinnen in ihren Prozessen weiterbringen.

Bei diesen einleitenden, begleitenden Suggestionen ist es wichtig, so wenig suggestiv wie möglich vorzugehen. Neben eher neutral angelegten Suggestionen mit vielen Pausen können hier tatsächlich typische indirekte Sprachmuster gut genutzt werden: Mit dem Angebot von Alternativen oder dem »Abdecken aller Möglichkeiten« sollen die Suchprozesse angestoßen und gleichzeitig nicht gestört werden.

Beispielformulierung mit eher neutralen Suggestionen: Einen Pfad entlanggehen

»Erlauben Sie sich nun, einen Pfad entlangzugehen ... Schritt für Schritt ... Und mit jedem Schritt kann sich die Trance weiter vertiefen ... Lassen Sie sich so viel Zeit, wie Sie brauchen ... und gehen Sie immer weiter ... Schritt für Schritt wird die Hypnose immer tiefer ... jeder einzelne Schritt bringt sie mehr und mehr in die Trance hinein ... und lassen Sie uns schauen, was am Ende spontan auftaucht ...«

Beispielformulierung mit offenen und indirekten Suggestionen: Raum mit Türen

»Und nun lade ich Sie einmal ein, einen Ort zu betreten ... wo Sie mehrere Türen vorfinden ... Vielleicht einen speziellen Raum oder einen Flur ... Oder vielleicht auch eine Hütte ... Dieser Ort kann ganz spontan entstehen ... Schauen Sie, was sich dabei zeigt, wenn ein solcher Ort auftaucht ... Und Sie dort mehrere Türen vorfinden ... Vielleicht sind es auch Tore ... oder Fenster ... Jetzt oder gleich ... können Sie eine Reihe von Türen, Toren oder so etwas in der Art wahrnehmen ... und ich frage mich, wie viele es wohl sein werden ... und ob sie gleich oder verschieden aussehen ... und ob es Sie vielleicht recht schnell irgendwo hinzieht, oder ob Sie noch etwas warten möchten ...«

Ein Fallbeispiel mit diesem Vorgehen ist in Kapitel 7 beschrieben (S. 164 f.).

Es kann auch hilfreich sein, sich an den Interessen der Patientin zu orientieren, um freies Assoziieren in Gang zu setzen. Erika Fromm beschreibt dabei Möglichkeiten, die Patientinnen durch ein Museum gehen oder einem imaginären Konzert lauschen zu lassen (Brown & Fromm 1986, S. 98 f.). Je nach Vorliebe sind also viele kreative Optionen möglich, einen passenden Weg für die Patientinnen zu finden und sich so dem freien Assoziieren zu nähern. In einem Nachgespräch kann dann auch noch einmal nachgefragt werden, ob Induktion und Vertiefung stimmig waren oder ob bei der nächsten Sitzung etwas verbessert werden kann.

4.2 Sprachmuster zur Förderung der freien Assoziation in Hypnose

Freies Assoziieren lässt sich gezielt mit bestimmten Formulierungen initiieren und fördern. Dabei ist es wichtig, möglichst wenig suggestive Elemente einzuflechten, die auf die Art der Wahrnehmung Einfluss nehmen. Es sollte daher möglichst allgemein gehalten werden, welche

Formen des Erlebens auftauchen. Die folgenden Beispiele zeigen eine Reihe von Möglichkeiten, dies zu erreichen:

> »... schauen Sie einfach, was jetzt oder gleich spontan auftaucht ...«
> »... alles, was sich zeigt, ist okay ... alles, was auftaucht, ist richtig ...«
> »... Sie dürfen einfach geschehen lassen ...«
> »... erlauben Sie sich, alles da sein zu lassen ...«
> »... erleben Sie einfach, was im weiteren Verlauf geschieht ...«
> »... ich frage mich, welche Wahrnehmungen da wohl früher oder später auftauchen ...«

Es ist also sinnvoll, die Art der Wahrnehmung möglichst offenzuhalten und daher auch Formulierungen wie »sehen können«, »hören« oder andere konkrete Beschreibungen von Sinneswahrnehmungen zu vermeiden.

Kurze verbale Signale wie »Hmm«, »Mhmm«, »Hm?« etc. wirken ebenfalls trancefördernd und werden in der Psychoanalyse zur Förderung des freien Assoziierens eingesetzt (siehe Kapitel 1.3.1). Grundsätzlich ist es wichtig, den eigenen intuitiven, authentischen und individuellen Stil hypnotherapeutischer Sprache zu finden, da erfahrungsgemäß die gegebenen Suggestionen am besten umgesetzt werden, wenn der Therapeut sich authentisch ausdrückt. Der folgende ausformulierte Text für das Anstoßen freier Assoziation versteht sich daher als Formulierungshilfe:

> »... und nun möchte ich Sie einladen, einfach zu erleben, was jetzt spontan nach oben kommt und sich zeigen will ... und alles, was sich zeigt, ist okay ... Ihr Unbewusstes wird wissen, was Sie jetzt gerade brauchen ... [Pause] ... erlauben Sie sich, alles nach oben kommen zu lassen, was gerade kommen möchte ... und alles, was Sie wahrnehmen können, ist in Ordnung ... schauen Sie, was jetzt oder gleich passiert ... [Pause] ... und wenn sich irgendetwas zeigt, können Sie mir das früher oder später mitteilen ...«

Manche Patienten schildern die – zuweilen nicht unberechtigte – Sorge, es könnten Prozesse angestoßen werden, die gerade überfordernd sind oder wovor sie Angst haben. Es ist grundsätzlich ratsam, den Patienten zu erläutern, dass eine gesunde psychische Abwehr dazu da ist, unangemessenes Überforderungserleben zu verhindern und nur das auftauchen zu lassen, was gerade sinnvoll ist. Die »innere Instanz«, das »innere Wissen«, oder welche Bezeichnung man auch immer dafür verwenden möchte, kann kritisch prüfen, was thematisch gerade dran ist und welche Aspekte (noch) nicht auftauchen sollten. Es ist wichtig, dem Patienten zu erklären, dass es nicht darum geht, mit Gewalt etwas aufbrechen zu wollen, sondern dass er auch jederzeit bewusst entscheiden kann, ob er sich einem bestimmten Thema, das spontan auftaucht, zuwenden möchte oder nicht. Dies ist insbesondere bei Themen, die sich um Trauer, Verlusterlebnisse oder andere sehr belastende bzw. traumatisierende Ereignisse drehen, zu beachten. Wie bereits erwähnt, ist die Voraussetzung dafür, auf die »innere Instanz« bauen zu können, eine ausreichend stabile Ich-Struktur und allgemeine psychische Stabilität des Patienten. Im Rahmen der Induktion und Vertiefung kann man daher auch gut suggestive Elemente einfließen lassen, die mit Entsprechendem an die »innere Instanz« und das Unbewusste appellieren:

»… und Ihr Unbewusstes wird wissen … ganz ohne unser Zutun, was nun an der Zeit ist, sich zu zeigen …«
»… erlauben Sie sich, darauf zu vertrauen, dass alles, was nach oben kommt, in Ordnung ist …«
»… es gibt so etwas wie eine innere Instanz, die dafür Sorge trägt, dass sich das zeigt, was gerade dran ist, aber dass es vielleicht auch Dinge gibt, die noch etwas Zeit brauchen …«

4.3 Freies Assoziieren auf unterschiedlichen Ebenen anstoßen

Grundsätzlich ergibt es Sinn, sich im Vorfeld über die Ebene des freien Assoziierens, die angestoßen werden soll, im Klaren zu sein. Je konkreter die Vorgaben sind, desto mehr wird der Assoziationsvorgang eingeengt. Dies ist je nach Ich-Struktur und Therapieziel entsprechend zu berücksichtigen. Auch komplett freies Assoziieren ohne jede Vorgabe ist prinzipiell möglich, so wie es in der klassischen Psychoanalyse gehandhabt wird. Mir persönlich ist in der klinischen Praxis bislang jedoch noch kein Fall begegnet, bei dem ich dies für zielführend erachtet habe.

Freies Assoziieren mit Kognitionen: Konkrete Gedanken oder innere Leitsätze und Grundannahmen eignen sich hervorragend, um den Assoziationsprozess zu initiieren. Auf diese Weise sollen Lösungen für innere Blockaden, dysfunktionale Verhaltensweisen und andere Probleme gefunden werden. Auch einzelne Stichwörter, die die Suche nach Ressourcen fördern sollen, wie beispielsweise die Wörter »Ruhe«, »Erholung«, »Regeneration«, »Bedürfnisse«, können genutzt werden, um den Patienten assoziativ nach kreativen Wegen suchen zu lassen.

Beispielformulierung: Freies Assoziieren mit einem neuen hilfreichen Leitsatz

»[nach Induktion und ausreichender Vertiefung der Trance] ... und da Sie sich nun in einer angenehmen Trance befinden, erlauben Sie sich, einmal zu schauen, was alles auftaucht, wenn Sie sich Ihren neuen inneren Leitsatz ›Ich darf mir Unterstützung holen‹ vor Augen halten ... ›Ich darf mir Unterstützung holen‹ ... Lassen Sie einfach geschehen ... Alles darf sich zeigen ... Alles, was auftaucht, alles, was Sie nun wahrnehmen können, ist okay und willkommen ...«

Beispielformulierung: Freies Assoziieren zu Ressourcenbegriffen
»... und nun, da Sie sich in einer tiefen Trance befinden, so frage ich mich, was bei Ihnen alles auftauchen mag, wenn Sie sich einmal die Wörter ›Ruhe und Erholung‹ vor Augen halten ... ›Ruhe und Erholung‹ ... Lassen Sie einfach geschehen ... alles, was sich zeigt, ist okay und in Ordnung ... Nehmen Sie sich Zeit ... ›Ruhe und Erholung‹ und was immer sich damit spontan verbindet ... das darf alles auftauchen ... und wenn Sie etwas wahrnehmen können, dann berichten Sie mir gerne davon ...«

Auch Grübelgedanken, wie sie häufig bei depressiven Patienten vorkommen, können sich für Assoziationsarbeit eignen. Hierbei lässt man »Grübelmaterial« in einer freien Trance auftauchen, und der Patient soll seine Assoziationen und Wahrnehmungen dazu beschreiben. Ziel ist es, dabei auf Veränderungsabsichten und hilfreiche Handlungsvorsätze zu stoßen, während es nicht darum geht, auf inhaltliche Aspekte der Grübelgedanken einzugehen. Ein detailliertes Vorgehen dazu wird bei Wilhelm-Gößling et al. im Manual der »Hypnotherapie bei Depressionen« geschildert; es ist eines der wenigen konkreten Beispiele für gezieltes assoziatives Arbeiten in der deutschsprachigen Hypnoseliteratur (Wilhelm-Gößling et al. 2020, S. 133 ff.).

Freies Assoziieren einer vorgegebenen Situation: Das Vorgeben einer konkreten Situation in Hypnose, an die sich freies Assoziieren anschließt, eignet sich gut, um Alternativen in Trance ausfindig zu machen und korrigierende Erfahrungen zu ermöglichen, die der Patient selbst entwickelt. Um zu eruieren, in welche Situation eingetaucht werden soll, kann die Bearbeitung einer Verhaltensanalyse hilfreich sein, womit sich genaue Auslöser und Stimuli identifizieren lassen. Ein Fallbeispiel für eine solche Situation ist z. B. auf S. 133 f. (Herr S.) beschrieben.

Beispielformulierung: Freies Assoziieren zu einer bestimmten Situation

»[nach Induktion und ausreichender Vertiefung der Trance] ... und da Sie nun in einer ruhigen Trance angekommen sind, gelangen Sie nun genau in die Situation xy hinein ... Sie kennen diese Situation sehr genau ... und erlauben Sie sich nun, diese wahrzunehmen und zu schauen, was sich alles zeigt ... und wie die Situation sich genau anfühlt ... und schauen Sie einfach, was passiert, wenn Sie nun die Situation xy erleben ... Und alles, was sich nun weiter zeigt und daraus entwickelt, ist okay ... Alle Wahrnehmungen, die nun auftauchen, sind willkommen ... Lassen Sie einfach geschehen ... was auch immer nach oben kommt ... Manchmal braucht es eine Weile, bis etwas spürbar ist ... Warten Sie einfach ab ... Und wenn Sie etwas wahrnehmen können, dann geben Sie mir gerne ein Signal oder erzählen mir einfach davon ...«

Freies Assoziieren mit Emotionen: Auch das emotionale Erleben kann gezielt angestoßen und als Grundlage für freies Assoziieren genutzt werden. Oftmals ist dies damit verbunden, eine konkrete Situation zu benennen, in der bestimmte Gefühle auftauchen. Wenn emotionsfokussiert gearbeitet werden soll, kann das emotionale Erleben betont werden, was gerade bei Patienten hilfreich ist, die stark emotional vermeiden.

Beispielformulierung: Freies Assoziieren mit Emotionen

»[nach Induktion und ausreichender Vertiefung der Trance] ... und da Sie nun in diese Trance hineingekommen sind, erlauben Sie sich einmal, dieses Gefühl der Hilflosigkeit zu erleben, das Sie ja sehr gut kennen ... Erleben Sie, wie diese Hilflosigkeit auftaucht ... Und schauen Sie einmal, was sich in diesem Zusammenhang alles zeigt ... [usw.]«

Freies Assoziieren mit Körpersymptomen: Die Arbeit mit speziellen Körpersymptomen oder dem Körper im Allgemeinen in Hypnose schlägt eine Brücke zur Körperpsychotherapie, die ich als ausgesprochen bereichernd erlebe. Die Gemeinsamkeiten dieser Therapieansätze, in denen es um das Erleben von Unwillkürlichkeit geht, finden meines Erachtens im Großen und Ganzen noch viel zu wenig Beachtung in der Psychotherapie, insbesondere da sie sich in alle Verfahren und Methoden gut integrieren lassen. Besonders gut lassen sich hier schwer zu verbalisierende Themen und präverbale Aspekte bearbeiten, die gerade für Patienten hilfreich sind, die über eine eingeschränkte Introspektionsfähigkeit verfügen und sich wenig differenziert ausdrücken können. Hierbei ist es nicht unbedingt nötig, dass die Patienten ihre Wahrnehmungen konkret beschreiben, sondern einfach erleben und wahrnehmen dürfen, ohne den Druck zu haben, sich erklären zu müssen.

Beispielformulierung: Freies Assoziieren mit Körpererleben
»[nach Induktion und ausreichender Vertiefung der Trance] ... und nun erlauben Sie sich einmal, dieses Engegefühl in der Brust intensiv wahrzunehmen ... Sie kennen dieses Gefühl ja sehr gut ... Lassen Sie dieses Gefühl einmal da sein und schauen Sie, was sich da nun genau zeigt ... und lassen Sie einfach geschehen ... [usw.]«

Zu diesem Beispiel finden sich in Kapitel 5.9 mehrere Fallbeschreibungen. In diesem Kontext sei auch auf das Konzept der »Imaginären Körperreisen« von Sabine Fruth hingewiesen, bei der hypnotisches Arbeit mit dem eigenen Körper recht konkret und anschaulich beschrieben wird (Fruth 2021).

Freies Assoziieren mit Sinneswahrnehmungen: Auch Sinneswahrnehmungen eignen sich gut, um daraus assoziative Prozesse anzustoßen. Das Erleben von Wärme auf der Haut kann z.B. genutzt werden, um nach entsprechenden Ressourcen und angenehmen Erlebnissen zu fahnden. Hierbei lassen sich auch Gegebenheiten im therapeutischen Setting gut utilisieren, etwa wenn die Sonne auf den Arm des Patienten scheint.

Beispielformulierung: Freies Assoziieren mit Sinneswahrnehmungen
»[nach Induktion und ausreichender Vertiefung der Trance] ... und da Sie nun die warmen Sonnenstrahlen auf Ihrer Haut spüren können ... erlauben Sie sich einmal zu erleben, was alles auftaucht, da Sie diese Wärme auf Ihrer Hand spüren können ... [usw.]«

Sonstige, kreative und abstrakte Assoziationsarbeit: Bei der Arbeit mit freien Assoziationen sind der Kreativität keine Grenzen gesetzt, daher lassen sie sich für alles Erdenkliche nutzen, um Ressourcen zu aktivieren und Probleme zu lösen. Das Auftauchenlassen von und Assoziierenlassen zu Symbolen, abstrakten Formen oder Bildern kann ebenso zur Linderung von Beschwerden beitragen wie das Etablieren von spontan assoziierten inneren Heldenfiguren, um kreative Prozesse im Unbewussten in Gang zu setzen. Hierbei ist es natürlich wichtig, dass die gewählten Assoziationsanstöße für den Patienten stimmig sind, insbesondere wenn Heldenfiguren, wie z. B. aus den Harry-Potter-Romanen oder anderen Fantasygeschichten, gewählt werden.

Beispielformulierung: Freies Assoziieren mit Fantasiefiguren
»[nach Induktion und ausreichender Vertiefung der Trance] ... erlauben Sie sich nun, sich einmal in Albus Dumbledore hineinzuversetzen ... und schauen Sie, wie sich das anfühlt ... und was alles auftaucht, wenn Sie spüren, wie Sie zu Dumbledore werden ... Was können Sie wahrnehmen? Alles darf sich zeigen ... und wenn Sie so weit sind, erzählen Sie mir davon ...«

4.4 Therapeutischer Umgang mit auftauchenden Assoziationen

Wie in den vorangegangenen Kapiteln deutlich wurde, ist es bei der Arbeit mit freien Assoziationen besonders wichtig, sich als Therapeutin über das Empfangen der Patientensignale im Klaren zu sein und eine gute Intuition aufzubauen. Diese ist für den gesamten Ablauf der

Hypnose von entscheidender Bedeutung, um zu entscheiden, in welcher Form ggf. in den Prozess eingegriffen werden sollte – und wo nicht. In diesem Kapitel wird beschrieben, wie man mit dem Auftauchen von Assoziationen konkret umgehen kann, ohne diese unnötig zu stören, und wie man angemessen eigene Impulse integriert. Hierbei spielen intuitive Entscheidungsprozesse eine wichtige Rolle, um den therapeutischen Prozess weiter zu gestalten.

4.4.1 Das Auftauchen von Assoziationen abwarten

Für Behandlerinnen, die eher strukturiert arbeiten und sich an klaren Abläufen in der Behandlung orientieren, wie es insbesondere in der verhaltenstherapeutischen Ausbildung üblich ist, kann es herausfordernd sein, assoziativ frei zu arbeiten und dem Erleben der Patientinnen freien Lauf zu lassen. Man muss sich darauf einlassen, nicht vorhersagen zu können, wie sich eine Sitzung gestaltet und was am Ende dabei herauskommt. Dazu gehört auch, Spannungen auszuhalten, wenn es eine Weile dauert, bis sich freie Assoziationen zeigen. Die Kunst dabei ist, dafür das (intuitiv) richtige Maß zu finden. Ich erlebe immer wieder Patientinnen, die darüber berichten, sich bei zu langen Sprechpausen unwohl und alleingelassen zu fühlen, was die therapeutische Beziehung eher strapaziert und nicht förderlich für den Anstoß des freien Assoziierens ist. Gleichzeitig darf die Behandlerin auch nicht zu früh eingreifen und ungeduldig werden, wenn sich Assoziationen nicht sofort einstellen. Die Zeit, die man auf Assoziationen warten sollte, ist daher in erster Linie von den persönlichen Voraussetzungen der Patientinnen abhängig. Bei einer Patientin mit großen Bindungsängsten kann ein viele Minuten langes Schweigen und Abwarten – wie es in den psychodynamischen Therapieverfahren durchaus üblich ist – zu großer Verunsicherung führen. Da es solchen Patientinnen aufgrund ihrer Ängste vor Beziehungsabbrüchen oft besonders schwerfällt, ihre Therapeutinnen zu »kritisieren«, wird die Behandlerin davon eventuell gar nichts mitbekommen, wenn nicht genau nachgefragt wird. Deshalb ist es hilfreich, die Patientin im Zweifelsfall in der Hypnose zu fragen, ob sie sich gerade wohl fühlt. Dabei ist beim Nachfragen wichtig, die Wahrnehmungsebene möglichst offenzulassen:

»Was können Sie gerade wahrnehmen?« (→ lässt Sinnesmodalität offen!)
»Können Sie gerade irgendetwas spüren?« (→ taktil, emotional)
»Was ist gerade mit Ihnen los?«

Die Antwortlatenz ist in der Hypnose meistens deutlich länger als im normalen Wachzustand. Dies sollte unbedingt beachtet werden und die Frage nicht sofort erneut gestellt werden, wenn sie nicht unmittelbar beantwortet wird. Meistens signalisiere ich der Patientin, dass sie sich Zeit lassen kann, und nutze dabei folgende Formulierungen:

»... und wenn sich etwas in Ihrer Wahrnehmung zeigt, dann können Sie mir das mitteilen ... einfach dann, wenn es so weit ist ...«
»... Sie können in Ruhe schauen, was sich zeigt ... und erzählen Sie mir dann gerne davon, wenn Sie so weit sind ...«

Meiner Erfahrung nach berichten die Patientinnen innerhalb von einer bis zwei Minuten von auftauchenden Wahrnehmungen. Sollte dies nicht der Fall sein, frage ich nach ca. zwei bis drei Minuten einmal nach oder gebe erneut assoziationsfördernde Suggestionen, wenn sich noch nichts zeigt. Sollten sich tatsächlich keine assoziativen Elemente einstellen, kann man gemeinsam mit der Patientin besprechen, in anderer Form weiter zu verfahren, z. B. direkt eine bekannte Ressource aufzurufen, eine Suggestionshypnose durchzuführen, oder ggf. sich auch dazu entschließen, die Trance zu beenden (siehe dazu Näheres in Kapitel 6).

4.4.2 Therapeutische Begleitung von freien Assoziationen

Grundsätzlich ist die Begleitung von freien Assoziationen keine sonderlich schwierige Übung. Gerade Therapeutinnen, die psychoanalytisch oder tiefenpsychologisch geschult sind, wird dies leichtfallen, da sie gelernt haben, ihre eigenen Impulse zurückzuhalten und lediglich zu spiegeln, was bei der Patientin gerade los ist (vgl. dazu Kapitel 1.3.1). Es ist also hilfreich, das, was die Patientin sagt oder non-verbal andeutet, zu wiederholen, um das Auftauchen von weiteren Assoziationen zu fördern. Ein typisches Begleiten von Assoziationen kann wie folgt aussehen:

Fallbeispiel

Mit einer Patientin, die unter hoher Daueranspannung steht und in diesem Zusammenhang häufig starken Druck im Kopf erlebt, wird auf der Körperebene freies Assoziieren angestoßen, indem sie Assoziationen zu dem Kopfdruck entwickeln soll.

T: [nach Induktion und Vertiefung] »... *Und da Sie nun in einer tiefen Trance angekommen sind, erlauben Sie sich einmal, diesen Druck im Kopf, den Sie ja gut kennen, wahrzunehmen ... und schauen Sie, ob und was sich daraus weiter entwickelt ... Alles, was sich daraus zeigt, ist okay ... und berichten Sie mir gerne davon, wenn Sie etwas wahrnehmen können ...*«

P: »*Ich sehe plötzlich so ein Bild von einem verknoteten Seil vor mir ...*«

T: »*Aha ... Sie können also ein verknotetes Seil sehen ...*«

P: »*Es ist ein ziemlich dickes Seil ... So eines, mit dem man Schiffe fest verankern kann ...*«

T: »*Okay ...*«

P: »*Ja, und es ist wirklich sehr fest verknotet ...* (Pause) *Und es ist an einigen Stellen auch ausgefranst ...*«

T: »*Sie nehmen also ein dickes, fest verknotetes und ausgefranstes Seil in Ihrem Kopf wahr?*«

P: »*Ja ... und ich merke gerade, wie sich da so ein dicker Kloß im Hals auftut ...*«

T: »*Okay, Sie spüren also nun einen dicken Kloß im Hals ...*«

P: Nickt.

T: »*Dann erlauben Sie sich, einfach diesen dicken Kloß im Hals zu spüren ... Und zu schauen, ob sich etwas verändert ... Alles, was sich zeigt, ist in Ordnung ...*«

Bei diesem Vorgehen ist sichergestellt, dass die Patientin das Tempo des Prozesses selbst in der Hand hat und von der Therapeutin nicht zu etwas »gedrängt« wird. In der geschilderten Situation könnte man vermuten, ein Gefühl wie Traurigkeit stecke hinter dem »Kloß im Hals«. Besonders ehrgeizige Therapeutinnen, die sich dadurch auszeichnen wollen, emotionale Prozesse »aufzubrechen«, neigen dazu, bestimmte Aspekte zu antizipieren. Im oben genannten Beispiel könnte dies bedeuten, den Kloß im Hals als Traurigkeit direktiv zu benennen und die Patientin aktiv zu ermuntern, diese Traurigkeit zuzulassen. Da der Zugang zu Emotionen in der Hypnose ohnehin erleichtert ist, ist es jedoch umso wichtiger, die innere Instanz der Patientin als Wegweiser zu akzeptieren, und nicht den Impuls der Therapeutin.

Gerade Therapeutinnen, die aufgrund ihres Ausbildungshintergrunds leicht dazu neigen, ihren Patientinnen Vorschläge zu machen und den nächsten Schritt innerlich im Voraus zu planen, benötigen eine hohe Selbstaufmerksamkeit, um das freie Assoziieren nicht immer wieder unwillkürlich zu unterbrechen. Dies sei an folgendem Beispiel gezeigt:

Fallbeispiel

Infolge einer überstandenen Krebserkrankung und eines Darmrisses vor einem Jahr haben sich bei Frau Y. starke körperbezogene Ängste entwickelt. Sie kommt zur psychotherapeutischen Behandlung, da sie ihre Wahrnehmung stark auf kleine Körpersignale fokussiert, was sie im Alltag sehr belastet. Sie berichtet, sie habe insbesondere Angst, dass der Darm wieder reißen könnte und sie am liebsten immer mal wieder auf die Narbe schauen würde, um sich zu vergewissern, ob alles in Ordnung ist. Auf den Vorschlag einer Hypnose mit einer Körperreise zum Darm kann sich die Patientin gut einlassen. Nach Induktion und Vertiefung gelingt es ihr leicht, innerlich zum Darm zu reisen und sich die »hässliche« Narbe anzusehen, die insgesamt fest und stabil wirkt. Anschließend beschreibt sie einen Sog, der sie vom Darm zu einem Ausgang zieht.

P: *»Irgendwie werde ich weggezogen, ganz komisch …«*

T: *»Okay … Sie werden weggezogen … Sie können ja mal schauen, was weiter passiert …«*

P: *»Jetzt stehe ich vor einem ovalen Ausgang …* (Pause) *Und dahinter ist irgendwie ein helles Licht … und eine schöne Blumenwiese …«*

An so einer Stelle ist man als Therapeutin leicht geneigt, der Patientin direktiv nahezulegen, durch den Ausgang zu dieser vermeintlichen Ressource zu gelangen. Grundsätzlich muss das ja auch nicht falsch sein, beim freien Assoziieren ist es aber wichtig abzuwarten, was sich beim Patienten von selbst ergibt, und diesen scheinbar so naheliegenden Schritt eben nicht selbst vorzuschlagen. Ich habe dabei öfter erlebt, dass sich dann durchaus ganz andere und ungewöhnliche Wege auftun oder dass es gute Gründe gibt, noch abzuwarten. In diesem Beispiel lasse ich die Patientin weiter assoziieren und selbst entscheiden, ob und wann sie bereit für das Durchschreiten des Ausgangs ist:

T: *»Sie sehen also einen ovalen Ausgang …«*

P: *»Ja, der ist ganz dunkel, und dahinter ist eben dieses helle und warme Licht …«*

T: *»Okay, da ist dieses helle Licht … Und Sie stehen vor diesem Ausgang … Sie können ja schauen, was sich weiter entwickelt … und ob es irgendeinen Impuls bei Ihnen gibt …«*

P: *»Hmm …* (Pause von ca. einer Minute) *ich gehe jetzt durch diesen Ausgang … und jetzt bin ich auf dieser Wiese angekommen …«*

T: *»Gut, Sie gehen also durch diesen Ausgang … und befinden sich jetzt auf dieser Wiese …* (Pause) *Mögen Sie mir einmal mitteilen, was Sie gerade wahrnehmen können?«*

Die Patientin kann hier also selbst entscheiden, ob und wann sie bereit ist, den Schritt durch das Tor zu gehen. Meines Erachtens ist es wichtig, den Patientinnen diese Autonomie nicht zu nehmen, da sich ein vermeintlich naheliegender Schritt auch als »noch nicht richtig« herausstellen kann. Außerdem kann es zu einer Verbesserung der Selbstwirksamkeit beitragen, wenn die Patientin in der Trance erleben kann, sich für den Schritt selbst zu entscheiden. Sollte es Schwierigkeiten geben, kann ich mich als Therapeutin immer noch zur Verfügung stellen und Hilfe anbieten oder einen eigenen Impuls benennen, wenn die Patientin selbst nicht weiterkommt.

4.4.3 Mitteilung von eigenen Wahrnehmungen und Impulsen

Die Rückmeldung eigener Impulse und Wahrnehmungen sowie eine verständnisvolle Begleitung des Patienten sind grundsätzlich ein wichtiges Element in jeder Psychotherapie. Beim Arbeiten mit freien Assoziationen ist es dabei besonders wichtig, sich der Mitteilung von eigenen Impulsen bewusst zu sein, um den intuitiven assoziativen Prozess des Patienten nicht unnötig zu torpedieren. Es sollte daher ehrlich geprüft werden, ob die Rückmeldung im Sinne des Patienten ist oder eher dem Drang des Therapeuten entspricht, den Patienten in eine bestimmte Richtung lenken zu wollen. Im Grunde genommen handelt es sich bei der Rückmeldung von Impulsen und Wahrnehmungen um die hypnotherapeutische Intervention des Gedankenlesens. Landet man dabei einen Treffer, stärkt das in der Regel den Rapport. Liegt man mit seinem Impuls daneben, können entsprechende indirekte suggestive Elemente dafür sorgen, dass es den Prozess des Patienten nicht unangemessen beeinflusst. Folgende Interventionen und Formulierungen können Rückmeldungen des Therapeuten begleiten, um den Prozess der freien Assoziation weiter voranzutreiben und dabei gleichzeitig wenig suggestiv zu stören, wenn die Impulse nicht ganz stimmig zu dem Erleben des Patienten passen sollten:

Eine Frage stellen

Mit einer Frage kann man sicherstellen, ob man etwas richtig verstanden hat, ob eine bestimmte Wahrnehmung auftaucht, oder sich nach einem Bedürfnis erkundigen. Besonders wichtig ist es, sich an den Patienten mit einer Frage zu wenden, wenn der Therapeut sich nicht ganz sicher ist, ob der Prozess weitergeführt werden soll, der Patient etwas Bestimmtes braucht, und natürlich ganz einfach um zu wissen, wie es dem Patienten geht:

»Kann es sein, dass Sie gerade … erleben?«
»Habe ich das richtig verstanden, dass Sie sich gerade vollkommen erschöpft und ausgelaugt fühlen?«
»Ich bin nicht ganz sicher, aber kann es sein, dass Sie sich gerade nicht sonderlich wohl fühlen?«

Transparent über einen eigenen Impuls berichten

Möchte der Therapeut einen eigenen Impuls hineingeben, sollte dies auch ganz konkret so benannt werden, damit die Suggestivkraft abgeschwächt wird und dem Patienten gleichzeitig signalisiert wird, dass der Therapeut auch »daneben« liegen kann und es nicht seine Absicht ist, dem Patienten etwas »aufdrücken« zu wollen:

»Ich bin nicht sicher, ob ich richtig liege, aber ich habe gerade den Eindruck, dass sich da eine gewisse Traurigkeit zeigt ...«
»Ich habe gerade den Impuls, Ihnen einmal meine Wahrnehmung mitzuteilen, kann es sein, dass Sie ...?«
»Für mich klingt das gerade so, als ob ...«
»Wenn ich mir das so anhöre, frage ich mich, ob Sie nicht lieber aus der Situation hinausgehen wollen ...«

4.4.4 Eingreifen und Steuern

Den Verlauf einer Sitzung mit freien Assoziationen steuern zu wollen stellt im Grunde genommen einen Widerspruch des eigentlichen Zweckes dieser Intervention dar. Freies Assoziieren ist jedoch kein Selbstzweck und muss immer im Sinne der Patientin gestaltet werden. Es kann also durchaus vorkommen, dass sich durch freies Assoziieren der Zugriff zu einem Thema oder einer Wahrnehmung ergibt, bei denen das Fortführen freier Assoziation nicht mehr sinnvoll ist und in ein strukturierteres Setting übergegangen werden sollte. Dies kann z.B. der Fall sein, wenn der Patientin der Zugriff zu einer Ressource gelingt und diese weiter durch suggestive Elemente gestärkt werden soll. Droht das Abrutschen in eine Problemtrance, insbesondere bei belastenden Lebensereignissen, aus der die Patientin nicht mehr herausfindet, ist eine Steuerung durch die Therapeutin selbstverständlich erforderlich. In der Regel ist es dann angezeigt, den Fokus auf bekannte Ressourcen zu lenken, um eine Stabilisierung zu erzielen (siehe dazu auch Kapitel 6).

In Situationen, in denen eine Fortführung des freien Assoziierens nicht mehr zielführend erscheint, kann der Assoziationsprozess durch die Therapeutin unterbrochen werden. Dies ist erfahrungsgemäß sinnvoll, wenn eine passende Ressource gefunden wurde, die nun durch indirekte oder direkte Suggestionen verstärkt und erlebbar gemacht sowie verankert werden soll. In diesem Fall kann man beispielsweise direkt vom freien Assoziieren in eine reine Suggestionshypnose übergehen:

Fallbeispiel: Vom freien Assoziieren in eine strukturierte Trance übergehen

Eine Patientin hat durch freies Assoziieren einen angenehmen Ort für sich gefunden und berichtet nun, sich an einem schönen Bergsee wiederzufinden.

P: *»Dieser Ort ist so angenehm ... ich fühle mich ganz ruhig ...«*

T: *»Sie fühlen sich ganz ruhig?«*

P: *»Ja, ganz ruhig, und friedlich ... und so ganz leicht. Hier könnte ich ewig bleiben!«*

T: Nimmt die Stichwörter »ruhig«, »friedlich« und »leicht« auf und geht damit in eine Entspannungshypnose über. *»Das ist sehr schön, dass Sie nun diesen Ort für sich gefunden haben ... und sich ganz ruhig, friedlich und leicht fühlen können ... Erlauben Sie sich, diese Ruhe und Leichtigkeit im Körper wahrzunehmen ... bei jedem Atemzug ein bisschen intensiver ...«*

Auf diese Weise können die von der Patientin erlebten Wahrnehmungen übernommen werden, die sich in der Regel besonders stimmig anfühlen und intensiv erlebt werden. Freies Assoziieren für das Findenlassen von Ressourcen und das anschließende Übergehen in eine Suggestivhypnose, in der das Erlebte dann mit suggestiven hypnotischen Sprachmustern gezielt adressiert wird, wende ich in der Praxis sehr häufig an.

Bisher habe ich nur sehr selten die Erfahrung gemacht, bei Sitzungen mit freien Assoziationen in Zeitnöte zu kommen. Es scheint fast so, als »wisse« die innere Instanz der Patientinnen, wie viel Zeit zur Verfügung steht, um sich darauf einzurichten. Mit Blick auf die Uhr ist es für die Therapeutin sinnvoll, einen vernünftigen »Absatz« in den freien Assoziationen zu erkennen, damit die Sitzung im zeitlichen Rahmen angemessen beendet werden kann. Hier kann man sich an den inneren Wahrnehmungen und Bildern der Patientin orientieren, um den Assoziationsprozess zum Ende einer Sitzung entsprechend steuernd auszuleiten, insbesondere wenn eine neue und möglicherweise größere »Assoziationswelle« ansteht:

Fallbeispiel: Freies Assoziieren zum Abschluss bringen

Zum Ende einer Sitzung mit vielen körperlichen und emotionalen Reaktionen ist die Patientin einigermaßen ruhig geworden.

P: *»Ich fühle mich gerade ganz wohl ... und geborgen ...«*

T: *»Das ist schön ... Sie dürfen hier auch ganz sicher sein, sich geborgen und wohl fühlen ...«*

P: *»Ich merke aber auch, da ist so eine Tür ... Und dahinter ist ganz viel Traurigkeit ...«*

T: *»Und vielleicht ist es ganz gut, dass da gerade diese Tür ist, die diese Traurigkeit noch ein wenig fernhält ... Erlauben Sie sich gerade, sich wohl zu fühlen ... Und dieses Gefühl kann weiter anhalten, auch wenn wir gleich wieder ins Hier und Jetzt zurückkommen ...«*

Dies ist auch ein Beispiel dafür, wie man von einer erlebten Ressource in posthypnotische Suggestionen übergehen, den Assoziationsprozess damit auflösen und die Hypnose beenden kann.

4.5 Non-verbale Kommunikation und Ideomotorik

Das freie Assoziieren in Hypnose kommt nicht ohne eine intensive Kommunikation zwischen Therapeut und Patient aus. In der Regel wird man sich verbal verständigen, eine non-verbale Kommunikation kann jedoch ebenfalls unterstützend sein. Manchen Patienten fällt das Sprechen in Hypnose ausgesprochen schwer und führt dazu, dass die Trance in der verbalen Kommunikation mit dem Therapeuten unnötig verflacht wird. Es kann sich daher als hilfreich erweisen, non-verbale Kommunikation durch Kopfbewegungen und Handsignale oder auch gezielte ideomotorische Signale zu nutzen. Im Folgenden wird ein Fallbeispiel von einer Patientin mit einer Anpassungsstörung beschrieben. Im Verlauf der Hypnose wurden ideomotorische Handzeichen für die Kommunikation eingesetzt, da das Sprechen in Trance als unangenehm und störend erlebt wurde. Auf diese Weise konnten die freien Assoziationen mit non-verbaler Verständigung begleitet werden, um die Hypnose nicht unnötig zu stören (für weiterführende Informationen zu ideomotorischer Arbeit wird auf die entsprechenden Lehr- und Fachbücher verwiesen):

Fallbeispiel Frau M.: Ängste vor Hunden nach Wegeunfall auflösen

Frau M. begibt sich wegen einer Anpassungsstörung nach einem Wegeunfall, der durch einen freilaufenden Hund verursacht wurde, in ambulante hypnotherapeutische Behandlung. Die 51-jährige Patientin berichtet, seit dem Unfall eine ungewohnte Angst vor Hunden entwickelt zu haben, obwohl sie ein großer Hundefreund ist und bis vor kurzem selbst einen Golden Retriever gehalten hat. Sie schildert, die Straßenseite zu wechseln, sobald sie einen Hund erblickt, und sich auf größeren Flächen mit freilaufenden Hunden ausgesprochen unwohl zu fühlen. In einer ersten Hypnosesitzung führe ich eine Entspannungstrance durch, bei der sich bereits zeigt, dass die Patientin das Sprechen in Trance als sehr unangenehm erlebt, zumal sie auf meine Fragen ausschließlich durch Bewegungen mit dem Kopf antwortet. Nachdem die Angstzustände sich durch eine weitere suggestiv angelegte Ressourcentrance bereits gebessert haben, führe ich bei Frau M. in der dritten Sitzung eine Hypnose mit freien Assoziationen in der Begegnung mit freilaufenden großen Hunden durch, mit dem Ziel, die restlichen Spannungen zu lösen. Damit die Patientin in der Sitzung sich auch ohne verbale Kommunikation mit mir verständigen kann, vereinbaren wir ideomotorische Signale an den Fingern und etablieren einen »Ja«-, einen »Nein«- sowie einen »Ich weiß nicht«-Finger. Nach Einleitung und Vertiefung stoße ich das freie Assoziieren an, indem ich die Patientin auf eine große Wiese geleite, auf der sich freilaufende Hunde tummeln. Ich lasse die Patientin dann selbst assoziieren, was sich tut, und frage hin und wieder, ob es gerade okay sei, was sie erlebt, woraufhin sie stets den »Ja«-Finger hebt. Dabei frage ich auch konkret nach, ob Hunde um sie herumliefen, um eine gewisse Orientierung zu haben. Die Patientin erlebt die Konfrontation mit diversen großen Hunden eigenständig, reagiert körperlich mit entsprechenden Spannungen und fängt auch an zu weinen. Durch die ideomotorische Kommunikation lässt sie mich wissen, dass das Erleben in Ordnung und nicht überfordernd für sie ist. Am Ende der Sitzung haben die Spannungen und Emotionen nachgelassen, und die Patientin macht schließlich einen großen Seufzer. Ich erkundige mich, ob sie sich noch auf der großen Wiese befindet, und die Patientin hebt den »Ja«-Finger und lächelt. Ich frage, ob sie gerade noch dabei sei, etwas zu erleben, und sie bestätigt dies. Wir vereinbaren, dass sie den »Ja«-Finger hebt, wenn sie so weit ist, wieder aus der Trance herauszugehen. Nach einer Weile, in der sie zufrieden und ruhig wirkt, hebt sie den »Ja«-Finger, und ich lasse sie mit einigen Wohlfühlsuggestionen die Trance beenden.

Die Patientin berichtet, die freilaufenden Hunde zunächst als sehr bedrohlich wahrgenommen zu haben. Als die Spannungen sich gelöst hatten, sei ein großer Berner Sennenhund auf sie zugelaufen, und sie habe plötzlich keine Angst mehr gehabt, sondern angefangen, mit ihm zu spielen. Dies war das innere Erleben zum Ende der Hypnose, in dem die Patientin gelassen und gelöst wirkte. Die Patientin konnte nach dieser Sitzung freilaufenden Hunden wieder ohne Angst und unangemessene Spannungen begegnen, und eine weitere Behandlung war nicht erforderlich.

Behandler, die in der Ideomotorik geschult sind, können also gezielte Finger- oder andere Körpersignale installieren, um sich zu verständigen. Auch einfache Kopfbewegungen können in der Trance zur Verständigung gute Dienste leisten. Dies wird in den meisten Fällen ausreichend sein, auch wenn dadurch komplexe Zusammenhänge vom Patienten während der Trance nicht dargestellt werden können. Ein komplett verdecktes Arbeiten ist mit freiem Assoziieren daher grundsätzlich denkbar, wobei der Therapeut dann nicht genau weiß, was bei dem Patienten los ist, und dieser inhaltlich nicht sonderlich eng begleitet werden kann. Für eine solche Form der Behandlung ist vorab besonders gut zu klären, ob dies für den Patienten angemessen ist oder Invalidierungserleben und Re-Traumatisierungen drohen. Dieses Phänomen ist z.B. bei Patienten zu beachten, die ein Gefühl von »Alleingelassenwerden« kennen. Im Einzelfall ist nach einer entsprechenden Sitzung immer zu eruieren, ob das Vorgehen hilfreich war oder angepasst werden muss.

4.6 Kombination von freier Assoziationsarbeit mit anderen Interventionen

Für die meisten Therapeutinnen bietet sich das Arbeiten mit freien Assoziationen vermutlich in Kombination mit anderen Interventionen an. Insbesondere der Übergang zu Suggestionshypnosen ist hilfreich, um gefundene Ressourcen intensiv erleben zu lassen und posthypnotisch zu verankern. Natürlich gibt es unzählige weitere Kombinationsmöglichkeiten, die je nach therapeutischem Hintergrund stark variieren können. Ich persönlich arbeite gerne mit Stuhldialogen und kombiniere diesen Ansatz häufig mit freier Assoziationsarbeit. Dazu sei hier zunächst ein Fallbeispiel demonstriert, in dem die Therapeutin im Rahmen einer Trauerbegleitung aus den freien Assoziationen heraus spontan zu einem Stuhldialog mit dem Verstorbenen einlädt:

Fallbeispiel Frau F.: Trauerbewältigung mit freien Assoziationen und anschließendem Stuhldialog

Eine Patientin war aufgrund des Todes einer sehr guten Freundin, die recht plötzlich an Herzversagen gestorben war, in eine starke Trauerreaktion geraten, die inzwischen fast eineinhalb Jahre anhielt. Da der letzte Kontakt mit der Freundin in einem Streit geendet hatte, fühlte sie viel Schuld und war gleichzeitig sehr verärgert über ihre Freundin, denn sie hatte keine Gelegenheit zur Aussprache mehr. Zwischen dem Streit und dem plötzlichen Herztod hätten mehrere Wochen gelegen, in denen Funkstille geherrscht habe. Die freien Assoziationen, die mit dem Gedanken an die verstorbene Freundin angestoßen wurden, lösten viele Spannungen und Emotionen aus. Nach einer Welle der Entladungen wurde die Patientin zunehmend ruhiger.

P: *»Ich weiß nicht ... meine Freundin sitzt da jetzt plötzlich ganz traurig in der Ecke ...«*

T: *»Okay, Ihre Freundin sitzt da ganz traurig?«*

P: Nickt. *»Ja, so habe ich sie lange nicht gesehen ... So traurig ...«*

T: *»Und was können Sie dabei spüren? Wenn Sie sie so traurig erleben?«*

P: *»Ich weiß auch nicht ... vielleicht sollte ich sie trösten? Aber ich bin immer noch so wütend auf sie ...«*

T: *»Ja, Sie sind immer noch so wütend auf sie. Wonach ist Ihnen dann gerade?«*

P: *»Ich weiß es nicht so genau ... Auf jeden Fall will ich jetzt nicht zu ihr hingehen ...«*

T: *»Sie möchten nicht zu ihr hingehen. Gibt es vielleicht etwas anderes, was Sie machen möchten?«*

P: *»Ich würde ihr gerne erst mal ein paar Dinge sagen ... die mich so wütend gemacht haben ...«*

T: *»Das klingt doch nach einer guten Idee, wenn Sie erst einmal mit ihr sprechen möchten. Habe ich doch richtig verstanden, dass Sie mit ihr reden wollen?«*

P: Nickt.

T: *»Wissen Sie was, ich hätte da eine Idee. Wir könnten Ihre Freundin bitten, sich einmal auf einen Stuhl hier im Raum zu setzen. Und dann sprechen Sie mit ihr. Können Sie sich das vorstellen?«*

P: Nickt.

Die Therapeutin erläutert der Patientin kurz das Prinzip des Stuhldialogs und lässt sie die Augen öffnen. Die Verstorbene nimmt in der inneren Vorstellung auf einem der Stühle im Therapiezimmer Platz, und die Therapeutin leitet die Patientin zu einem Stuhldialog mit ihrer Freundin an, in dem viele ungeklärte Dinge bearbeitet werden können, was zu einer emotionalen Entlastung führt.

Umgekehrt kann man genauso gut die Arbeit mit freien Assoziationen aus einem stärker strukturierten Setting entwickeln, z. B. aus dem Erarbeiten einer Verhaltensanalyse oder einem Stuhldialog heraus, wie das folgende Fallbeispiel zeigt:

Fallbeispiel Frau D.: Chronischen Suizidgedanken im Stuhldialog mit freien Assoziationen begegnen

Bei der Behandlung von Frau D. stellt sich heraus, dass die Patientin unter wiederkehrenden Suizidgedanken leidet, seit sie ein Jahr zuvor wegen akuter Suizidalität in einer geschützten psychiatrischen Abteilung behandelt werden musste. In der aktuellen Situation besteht nachweislich keine akute Suizidalität, und die Patientin kann sich klar davon distanzieren. Sie beschreibt jedoch, dass sie hin und wieder überlege, wann sie ihr Leben mit »gutem Gewissen« beenden könne, wenn die Depressionen und Ängste weiter anhielten und ihr jüngster Sohn in etwa sieben oder acht Jahren alt genug wäre, auf sie als Mutter zu verzichten. Die Patientin berichtet, sie würde dies selbst »total furchtbar« finden und könne sich genau vorstellen, wie schrecklich es für die Kinder ist, wenn die Mutter stirbt. Da eine deutliche Ambivalenz hinsichtlich einer perspektivischen Selbsttötung besteht, schlage ich der Patientin einen Stuhldialog vor, in dem sich der innere »Todesanteil« einmal mit dem inneren Teil, der sich für das Leben entscheidet, unterhalten kann. Die Patientin willigt interessiert ein, und wir bestimmen zwei Stühle, auf denen die Anteile entsprechend verteilt sind. Die Patientin nimmt zunächst auf dem »Todesstuhl« Platz und erklärt dem Stuhl mit dem »Lebenswillen«, warum es doch viel besser sei zu sterben. Dies beinhaltet unter anderem Gründe, »endlich Ruhe vor allem« zu haben und endlich keine Verantwortung mehr übernehmen zu müssen. Der Todesanteil berichtet aus seiner Biografie und beschreibt, wie er sich vor einem Jahr in der Patientin eingenistet habe, als es ihr so extrem schlecht ging. Es sei sein Anliegen gewesen, ihr einen guten Ausweg zu zeigen, damit es ihr wieder besser gehe. Es gefiele ihm im Übrigen sehr gut in seiner Position, und er habe es sich in ihrem Inneren daher »richtig gemütlich« gemacht.

Als sich die Patientin dann auf den Stuhl mit dem »Lebenswillen« setzt, verändern sich ihre Stimme und Haltung, und sie kann sich sehr deutlich von dem »Todeswillen« distanzieren. Sie bringt spürbar authentisch viele Gegenargumente, etwa dass sie nun in der Verantwortung für ihre Familie stehe und es sich lohne zu kämpfen und dass sie die Hoffnung, es werde ihr auch einmal besser gehen, nicht aufgebe. Sie ist sehr erschrocken, als sie erfährt, dass der »Todesanteil« es sich in ihr gemütlich gemacht hat. Daraufhin sagt sie, sie wünsche nun, er würde sie für immer verlassen. Sie wolle auch nicht weiter mit ihm sprechen, sondern nur noch, dass er geht. Die Patientin möchte auf dem »Todesstuhl« nicht noch einmal Platz nehmen und beschreibt, dass plötzlich ein Bild von bunten Farben auftauche, das die dunkle Farbe des Todes verdränge. Die Patientin, mit der ich bereits viele Hypnosesitzungen durchgeführt habe, geht dann wie von selbst in eine Trance über. Ich lasse die Patientin die Augen schließen und stoße freies Assoziieren mit der bereits begonnenen abstrakten Wahrnehmung der bunten Farben an. Der Farbanteil kann den »schwarzen Todesanteil« im Verlauf völlig verdrängen, indem das Schwarze sich irgendwann nur noch an ein Fenster klammert.

Ich spüre hier den Impuls, diesen letzten Anteil aus dem Fenster zu werfen, benenne dies aber nicht, sondern lasse die Patientin eigenständig ihre Bilder weiterentwickeln. Sie berichtet, dass der schwarze Farbrest am Fenster ohnehin keine Chance mehr habe und bald weggeweht werde, was die Patientin nach einiger Zeit innerlich auch erleben kann. Die bunten Farben breiten sich nun in der Patientin aus, sie benennt eine angenehme Wärme im Bauchbereich und Entspannungserleben im Oberkörper und den Schultern. Dies lasse ich zum Abschluss der Sitzung intensiv noch einmal im Rahmen posthypnotischer Suggestionen wirken, bevor ich die Trance beende.

In der darauffolgenden Sitzung merkt die Patientin an, dass sie durch die chronischen Suizidgedanken kaum noch belastet sei. Diese Gedanken schauten zwar immer mal wieder »um die Ecke«, sie fielen dann aber schnell zusammen und belästigten sie nicht weiter. Es kann daher an anderen Themen gearbeitet werden, die die Patientin belasten, und die Suizidgedanken spielen im Verlauf der Therapie auch weiterhin keine nennenswerte Rolle mehr.

Da durch freies Assoziieren sehr schnell und effektiv viel »Therapiematerial« auftauchen kann, sollte jede Therapeutin mit ihrem persönlichen Hintergrund dazu angeregt werden, auf weitere geeignete Interventionen umzusteigen, damit sich das auftauchende Material setzen und angemessen verarbeitet werden kann. Es darf nicht unterschätzt werden, dass die oftmals sehr intensiven Prozesse adäquat integriert werden müssen und dafür ausreichend Zeit zur Verfügung stehen sollte. Es ist daher wichtig, sich immer wieder bewusst zu machen, wie gut sich freies Assoziieren in Hypnose mit anderen therapeutischen Methoden und Vorgehensweisen kombinieren lässt und dass es sich dabei eben nicht um ein dogmatisches Vorgehen handelt.

4.7 Strukturierter Ablauf

Der Verlauf einer Sitzung mit freien Assoziationen lässt sich naturgemäß nicht im Voraus durchplanen und vorhersagen. Grundsätzlich kann man sich jedoch folgenden Fahrplan vor Augen halten:

- Induktion
- Vertiefung
- Ebene des freien Assoziierens anstoßen und entwickeln lassen (z. B. ein Leitsatz, eine Wahrnehmung, eine konkrete Situation)
- Patient im freien Assoziieren begleiten und das freie Assoziieren weiter fördern
- Je nach Verlauf intuitiv gegensteuern, eine hilfreiche Richtung anstoßen oder neue Assoziationsreize setzen
- Möglichst mit dem Erleben einer Ressource, angenehmen Wahrnehmungen oder einem sicheren Ort enden
- Posthypnotische Suggestionen, ggf. mit Verankerung
- Ausleitung und Reorientierung
- Nachgespräch
- Ausreichende Stabilisierung sicherstellen

Führt man die Arbeit mit freien Assoziationen in Hypnose als vorrangige Behandlungsstrategie über einen längeren Zeitraum durch, so lässt sich sagen, dass sich in der Regel 14-tägige Abstände anbieten, damit dazwischen genug Raum für Verarbeitung und Integration besteht. Bei kürzeren Abständen ist sorgfältig zu prüfen, ob andere

Interventionen zur Prozessintegration hilfreich sind, wie etwa psychoedukative Elemente, Entspannungsverfahren, Fokussierung auf Ressourcenerleben oder eher kognitiv ausgerichtete Ansätze.

KAPITEL 5

Freies Assoziieren in Hypnose in der klinischen Praxis

Die Arbeit mit freien Assoziationen in Hypnose ist durch die sehr freie Vorgehensweise derart vielfältig, dass sie sich am besten anhand von Fallbeispielen aus der Praxis erläutern lässt. Die folgenden Kapitel beschreiben diese Intervention daher anhand von Themen, wie etwa Aufbau von Entspannung, Ressourcenaufbau, Umgang mit Ängsten, Trauerbewältigung und Behandlung von psychosomatischen Beschwerden usw., die besonders häufig im psychotherapeutisch-klinischen Alltag vorkommen. Dabei wird deutlich, dass das Vorgehen bei aller Freiheit in der Regel einem roten Faden folgt. Auf diese Weise lässt sich das Vorgehen auch gut auf jeweils andere Patientengruppen übertragen.

5.1 Mit freien Assoziationen zu Entspannung und Wohlfühlorten finden

Das freie Assoziieren kann gut eingesetzt werden, um auf individuellen Wegen hilfreiche und kreative Orte für Regeneration und Entspannung zu finden. Außer dem Anstoß, nach einem Ort der Entspannung zu suchen oder zu erleben, wie dieser sich genau anfühlt, wird nach Möglichkeit nichts vorgegeben, sondern die Patientin soll alle ihre Wahrnehmungen, seien es Bilder, auditive oder kinästhetische Empfindungen usw., eigenständig entwickeln. Die Therapeutin orientiert sich bei ihren begleitenden Suggestionen daran und »erfindet« nichts weiter hinzu.

Der erste beschriebene Patientenfall illustriert ein recht simples Beispiel, wie ein Wohlfühlort, der im Wachzustand ausgewählt wurde, durch freies Assoziieren in Trance individuell ausgestaltet und somit stimmig für die Patientin verstärkt wird. Durch die Rückmeldungen der Patientin kann die Therapeutin die Suggestionen mit der passenden Sprache für die Patientin aufgreifen und die Hypnose dadurch besonders gut vertiefen und etwa, wie in diesem Beispiel, in eine direkte Suggestionshypnose übergehen. Auf diese Weise können die Wahrnehmungsebenen vollkommen individuell berücksichtigt werden und sich daran orientieren, ob in erster Linie Bilder, Geräusche oder Körperwahrnehmungen usw. zu spüren sind.

Fallbeispiel Frau J.: Urlaub in der Rhön

Bei Frau J. (Mitte 40, aktuell berentet), die sich aufgrund einer langjährigen generalisierten Angststörung und Depressionen in therapeutischer Behandlung befindet, steht zu Beginn der hypnotherapeutischen Arbeit die Suche nach geeigneten Ressourcen im Vordergrund. Derzeit liegt der Fokus auf dem ständigen Überforderungserleben bei »Kleinigkeiten« im Alltag sowie einem starken Unsicherheits- und diffusen Bedrohungsgefühl, sobald sich unvorhergesehene Veränderungen im Tagesablauf ergeben. Die Patientin berichtet im Vorgespräch von einem hilfreichen Ort, an dem sie sich wohl fühlt und gut entspannen kann: von ihrem Urlaubsort in der Rhön. In der Hypnose wird nach Induktion und Vertiefung das Stichwort »Urlaub in der Rhön« genannt, zu dem die Patientin frei assoziieren soll. Dies gelingt gut, und die Patientin schildert detailliert, was sie in der Natur sehen kann, wie die Abenddämmerung hereinbricht, wie sie auf einer Liege liegt und was sie an Geräuschen wahrnimmt. Sie erzählt von tiefer Ruhe, Zufriedenheit, Sicherheit und einem Gefühl des Glücklichseins. Auf Nachfrage berichtet sie dazu ihre Wahrnehmungen im Körper und wie sich dieses angenehme Erleben im Körper weiterentwickelt. Insbesondere eine angenehme Schwere in den Beinen, ein wohliges Gefühl im Magen werden beschrieben, und mit genau diesen Worten vertiefe ich das Erleben, indem ich – mich an dem Wortlaut der Patientin orientierend – diese Wahrnehmungen verstärke:

»Erlauben Sie sich nun, diese angenehme Schwere in den Beinen weiter zu spüren ... und das wohlige Gefühl in der Magengegend wahrzunehmen ...«

Auch die Details der Landschaft nehme ich zur Kenntnis und nutze nun die assoziierten Wahrnehmungen für den Übergang in eine Suggestionshypnose, um das Wohlbefinden zu fördern: das Panorama der Natur, eine Weide mit einer Kuh und einem Kälbchen, Wolken, in denen sich die Farben des Sonnenuntergangs zeigen, und das Geräusch ihrer spielenden Kinder im Hintergrund. Zum Abschluss lasse ich die Patientin mit den Stichwörtern »Ruhe, Zufriedenheit und Sicherheit« alle Wahrnehmungen, die sie beschrieben und als sehr angenehm und wohltuend bezeichnet hat, noch einmal im gesamten Körper erleben, bevor ich die Hypnose beende.

Die Patientin merkt an, diese Ressource sehr intensiv spüren und leicht aufrufen zu können. Ich fertige eine Tonbandaufnahme davon an, die sich die Patientin täglich anhört. Interessanterweise berichtet die Patientin eher beiläufig wenige Wochen später über eine Reihe von Aktivitäten, die schon sehr lange nicht mehr möglich gewesen waren, z. B. im Pool baden, Einkaufen mit ihrer Familie, größere Strecken mit dem Fahrrad fahren und anderes. Diese Veränderungen seien ihr eher von anderen mitgeteilt worden, und sie selbst habe gar nicht gemerkt, dass sich in ihrem Verhalten etwas geändert hat. Erst wenn sie so darüber nachdenke, merke sie, dass vieles davon bereits seit langer Zeit aufgrund ihrer Ängste nicht mehr denkbar gewesen ist.

Eine Exploration für einen Wohlfühlort kann auch in der Hypnose erfolgen, indem freie Assoziationen durch ein entsprechendes Stichwort angestoßen werden. Im folgenden Beispiel wird dazu eine Hypnose beschrieben, in der eine Patientin mit einer sehr hohen Grundanspannung einen akzeptablen Entspannungsort finden sollte. Dies konnte mit freien Assoziationen zu dem Thema »sich Erholung und Regeneration erlauben« in Hypnose erreicht werden. Da der Patientin im normalen Wachzustand kein passender Ort einfiel, war dieses Vorgehen besonders hilfreich.

Fallbeispiel Frau C.: Erholung und Regeneration zu Hause erleben

Frau C. (Mitte 50), die wegen sozialer Ängste und Depressionen infolge massiven Mobbingerlebens seit zwei Jahren arbeitsunfähig ist, setzt sich sehr unter Druck, möglichst bald wieder in das Arbeitsleben einzusteigen. Es besteht ausgeprägtes Erschöpfungserleben, das nach Regeneration verlangt. Die Patientin kann sich Erholung und Ruhe jedoch nicht erlauben, da sie aufgrund ihres hohen Leistungsmotivs in einem Teufelskreis von Anspannung, Druck und Erschöpfung gefangen ist, sobald sie sich nicht in irgendeiner Form aktiv und sinnstiftend betätigt. Im Gespräch wird deutlich, dass die Patientin im Beisein ihres Ehemanns gut am Strand entspannen kann und auch, wenn sie ihrem Hobby mit Pferden nachgeht. Alleine zu Hause ist ihr dies jedoch nicht möglich, so dass die hohe Anspannung tagsüber in der Häuslichkeit permanent vorhanden ist und sie keine Ruhe findet. In einer Hypnose wird das freie Assoziieren angestoßen mit der Vorstellung: »Ich darf mir erlauben, mich zu erholen und zu regenerieren ...«, um eine passende Ressource dafür zu finden. Die Patientin sieht sich unmittelbar am Strand mit ihrem Ehemann und kommt in ein angenehmes Entspannungserleben. Gleichzeitig berichtet sie, dass dies ja okay für sie sei, da ihr Mann dabei sei und ein Strandspaziergang mit ihm gemeinsam einen »Sinn« habe. Die Vorstellung, alleine am Strand zu entspannen, führt sofort zu einem unangenehmen Gefühl, zu Druck im Kopf und anhaltenden Grübelgedanken, wie etwa »Erst muss so viel anderes erledigt werden ... die Fenster müssen geputzt werden ... ich muss zuerst dies und jenes tun ... ich muss ... ich muss ... ich muss ...« Ich frage die Patientin, wie sie ihren Körper erlebe. Sie erzählt, dieser sei mindestens 400 Kilo schwer, und sie könne sich eigentlich überhaupt nicht bewegen. Ich gebe einen Impuls hinein, indem ich sie frage, ob ihr Körper ihr vielleicht damit etwas sagen wolle. Sie antwortet: »Der will mir sagen: Ich kann nicht mehr!« Dabei steigt Traurigkeit nach oben. Die Patientin kann daraus ein Bild entwickeln, wie sie selbst auf dem Sofa zu Hause sitzt, vollkommen erschöpft, zusammengekauert ist und gleichzeitig selbst vor sich steht. Sie berichtet, dass sie selbst zu sich sagt: »Du bist wirklich blöd! Wenn du dir keine Erholung erlaubst, wird die Erschöpfung immer stärker, und es dauert auch noch länger, bis du wieder arbeiten kannst!« Hier gebe ich einen Impuls für das weitere freie Assoziieren hinein: »Was brauchen Sie, um sich auch alleine entspannen und erholen zu dürfen?« Die Patientin spürt sofort wieder Druck und kommt an der Stelle zunächst nicht alleine weiter, da sie sich weiter auf dem Sofa sitzen sieht. »Da komme ich nur in Spannung und denke dauernd darüber nach, was ich alles tun müsste.« Ich habe den Eindruck, dass es der Patientin helfen könnte, einen bestimmten Ort zu haben, an dem sie dies erleben kann, und gebe daher den Impuls: »Vielleicht können Sie einmal schauen, ob sich ein Ort zu Hause findet, an dem sie sich wohl und sicher fühlen und an dem Erholung und Regeneration da sein dürfen.« Die Patientin kommt schließlich kurz darauf auf eine Liege zu sprechen, auf der sie sich früher immer gerne ausgeruht hat. »Daran habe ich ja gar nicht mehr gedacht! Die steht da einfach so rum! Ja, das geht, da kann ich mich ausruhen und entspannen!« Die Patientin berichtet, wie gut ihr dies früher immer getan habe und wie sie sich dabei ein Glas Tee genehmigt habe. Sie kann auch ganz klar benennen, dass es so etwas wie ein Ritual braucht. Dieses Entspannungserleben kann sie nun intensiv erleben und bleibt auch dabei, so dass ich ihre Wahrnehmungen aufgreife und diese weiter suggestiv verstärke. Zum Ende der Hypnose verankere ich diese Wahrnehmungen posthypnotisch, bevor ich die Trance wieder ausleite.

In der folgenden Sitzung schildert die Patientin, diesen neuen Raum der Entspannung für sich zu Hause »neu« entdeckt zu haben. Sie nutze diese Liege nun regelmäßig für eine Auszeit in der Häuslichkeit und sei sehr überrascht, wie gut dies funktioniert. Sie fühle sich dort wirklich entspannt, könne besser »runterkommen« und erlaube sich nun regelmäßig, diesen Ort aufzusuchen und als Erholungszeit zu nutzen. In den folgenden Wochen und Monaten nimmt die Grundspannung immer weiter ab. Es kommt zu einer verbesserten Regeneration, zu einer Reduktion der Ängstlichkeit, und schließlich kann sich die Patientin auch wieder konstruktiv mit dem Thema Berufstätigkeit auseinandersetzen und dort die ersten Schritte einleiten, sich wieder eine Arbeit zu suchen.

Diese Beschreibung macht deutlich, dass das freie Assoziieren immer wieder mit einem weiterführenden Impuls oder einer Frage angestoßen werden kann, wenn die Patientin in ihrem eigenen Prozess nicht mehr weiterkommt. In der Regel ist hier tatsächlich eine gute Intuition gefragt, da es manchmal durchaus etwas dauern kann, bis sich etwas Sinnvolles ergibt, und die Patientin eventuell eine Reihe von Stationen durchlaufen muss, die zunächst merkwürdig oder vielleicht sogar absurd anmuten. Die Herausforderung für beide Seiten besteht meistens darin, nicht ungeduldig zu werden, um den Assoziationsprozess nicht voreilig zu unterbrechen. Insbesondere die Therapeutin sollte Gelassenheit und Sicherheit ausstrahlen, wenn sich Schwierigkeiten auftun. Gleichzeitig kann es für die Patientin sehr unangenehm sein oder gar schädigend wirken, sich zu lange ohne Halt oder alleingelassen zu fühlen. Dann ist es wichtig, rechtzeitig hilfreiche Impulse zu geben, mit denen sich das Assoziieren in eine förderliche Richtung lenken lässt. Wie man damit umgeht, wenn sich gar nichts Hilfreiches einstellt, wird in Kapitel 6 beschrieben.

5.2 Das Wahrnehmen von Bedürfnissen fördern

Viele Patienten haben ihre eigenen Bedürfnisse lange Zeit aus den verschiedensten Gründen verdrängt oder nicht wahrnehmen können. Dies geht mitunter so weit, dass so mancher Patient praktisch gar keine Vorstellung davon hat, welche Bedürfnisse in seinem Innersten vorhanden sind und befriedigt werden wollen, und dass dies zur Aufrechterhaltung bestehender psychischer Beschwerden beiträgt. Bedürfnisse zu erkennen und wahrzunehmen sind daher häufige Therapieziele in einer Psychotherapie und können mittels Hypnotherapie hervorragend spürbar gemacht werden. Das freie Assoziieren stellt dabei eine sehr elegante Möglichkeit dar, das Unbewusste des Patienten gezielt auf die Suche nach eigenen Wünschen und Bedürfnissen zu schicken. Dazu seien im Folgenden zwei Fallvignetten dargestellt, in denen deutlich wird, dass durch die gegebenen Assoziationen zunächst eine Reihe von problembehafteten Stationen auf dem Weg zum Erleben eigener Bedürfnisse »abgearbeitet« werden muss, mitunter auch in Form von emotionalen und körperlichen Reaktionen, die man als Abreaktionen einordnen kann:

Fallbeispiel Frau W.: Ein steiniger Weg auf der Suche nach eigenen Bedürfnissen

Frau W. (Mitte 40) begibt sich aufgrund einer anhaltenden depressiven Symptomatik in eine teilstationäre psychosomatische Behandlung. Sie berichtet, sich zunehmend innerlich leer zu fühlen, und habe den Eindruck, dies hänge damit zusammen, dass ihre drei Kinder inzwischen recht selbständig seien und nicht mehr so viel Betreuung benötigten. Dadurch frage sie sich immer mehr, was von ihr noch übrigbleibe, wenn ihre Mutterrolle immer kleiner werde. Sie habe das Gefühl, ihre damit verbundenen Emotionen zu verdrängen und eigene Bedürfnisse und Wünsche nicht zu kennen. Um diesen auf die Spur zu kommen, schlage ich eine Hypnose mit freien Assoziationen vor, worauf sich die Patientin gut einlassen kann. Als Assoziationsauftrag gebe ich nach der Induktion über ein Atempacing folgende Suggestionen:

»Erlauben Sie sich, einfach zu schauen, was auftaucht und was Sie wahrnehmen können, wenn Sie Ihren Bedürfnissen nun gestatten, sich zu zeigen ... Ihre Bedürfnisse und Wünsche sollen nun Platz bekommen ... Ihr Unbewusstes wird wissen und es Ihnen zeigen, und das Schöne ist, dass Sie dafür gar nichts tun müssen ... Erlauben Sie sich, einfach wahrzunehmen, was auftaucht, wenn es um Ihre ganz persönlichen Bedürfnisse geht ...«

Zunächst berichtet die Patientin über ein Erleben von Verwirrung und Chaos, das sich jedoch schnell lichtet. Im Anschluss assoziiert sie ein Bild, wobei sie sich an einem ruhigen Ort in einem Wald wiederfindet. Das Wasser in einem See oder Fluss findet sie besonders anziehend. Sie verspürt das Bedürfnis, sich frei zu bewegen und die Ruhe an diesem Ort zu genießen. Ich greife die Schilderungen der Patientin auf und stelle mich schon auf eine angenehme Entspannungshypnose mit entsprechenden Suggestionen ein:

»Erlauben Sie sich, nun genau diesem Impuls zu folgen und sich frei zu bewegen ... So wie auch das Wasser einfach frei hin und her schwappen kann und dabei ganz frei fließen kann ... Schauen Sie ein-

mal auf die Farben des Waldes ... vielleicht können Sie das Rascheln der Blätter hören ...«

Die Patientin kann diesen Suggestionen jedoch nicht folgen und spricht über eine innerliche Blockade. Ich lasse die Patientin die Blockade erleben und sie berichtet, dass sie eine Enge über der Brust verspüre. Ich begleite sie auf diesem Weg und suggeriere:

»Erlauben Sie sich, diesen Druck auf der Brust zu spüren ... Alles ist okay, so wie es sich zeigt ... Schauen Sie einfach, was passiert, wenn der Druck da sein darf und was weiter geschieht ...«

Die Patientin schildert, wie sich das zunehmende Druckgefühl bis in den Hals ausbreitet und sie schließlich in das Erleben von starker Traurigkeit führt, woraufhin sie einige Minuten weint. Ich begleite die Patientin bei dieser Form von Abreaktionen:

»Und es ist gut, dass Sie sich nun erlauben, sich diesen Raum und diese Zeit zu nehmen ... und zu schauen, was im Körper passiert ... Wenn es für Sie in Ordnung ist, erlauben Sie sich nun, genau dieses Gefühl wahrzunehmen und da sein zu lassen ... Alles ist okay, so wie es gerade geschieht ...«

Die Patientin atmet schließlich einige Male tief durch und berichtet über eine deutliche Erleichterung. Den Auslöser dieser Traurigkeit kann sie nicht benennen. Da sich von Seiten der Patientin nichts weiterentwickelt, kehre ich zu der Vorstellung, sich in die Ruhe des Waldes und des Wassers zu begeben, zurück und frage, was die Patientin nun innerlich erleben könne. Sie erzählt, sich deutlich freier zu fühlen, aber nun starke Schuldgefühle zu spüren. Diese zeigen sich ebenfalls als Druck über dem Brustkorb, allerdings etwas weiter oben als zuvor, im unteren Bereich des Halses. Auch dieses Erleben begleite ich entsprechend:

»Es ist gut, dass Sie sich erlauben können, dieses Gefühl wahrzunehmen und sich zeigen zu lassen ... Nun ist Raum und Zeit dafür da ... Schauen Sie, was passiert ... was sich nun weiter entwickelt ...«

Der Druck lässt nach einer Weile nach, und die Patientin kann wieder sichtlich durchatmen. Sie berichtet, sich deutlich befreit zu fühlen, und ist jetzt in der Lage, vollkommen ungehindert in den Wald zu gehen. Nun kann sie sich in einem gelösten Zustand erlauben, die angenehme Ruhe zu empfinden, die sie als eine Leichtigkeit in

den Armen und Beinen beschreibt. Dadurch erkennt sie, dass sie ein Bedürfnis nach Ruhe und Leichtigkeit hat, das ihr zuvor nicht bewusst gewesen war. Dieses Gefühl darf nun da sein, und es wird auch nicht mehr durch andere Assoziationen oder weitere Abreaktionen unterbrochen. Das entstandene Gefühl von Ruhe und Leichtigkeit verstärke ich mit suggestiven Elementen im ganzen Körper. Zum Abschluss nutze ich posthypnotische Suggestionen, indem ich das innere Bild des Waldes als Ressource benenne und als Anker vorschlage, um mit dieser Vorstellung auch im Alltag ein angenehmes Gefühl von Ruhe und Leichtigkeit zu spüren:
»Und immer, wenn Ihnen danach ist, so werden Sie überrascht sein, dass Sie jederzeit an Ihren Ort im Wald zurückkehren können ... Egal wo Sie gerade sind oder was Sie gerade machen, so können Sie immer leicht und nach Ihren Wünschen hierher zurückkommen ...«
Diese Trance war sehr intensiv, so dass die Patientin nach der Ausleitung einige Minuten für die Kreislaufstabilisierung und zur Reorientierung benötigt. Ich lasse ihr dafür genügend Zeit und führe mit ihr gemeinsam ein paar stabilisierende Körperübungen durch. Da es wichtig ist, nach einer solchen Sitzung die Inhalte »sacken zu lassen« und nicht zu zerreden, besprachen wir lediglich ein paar Impulse daraus, die für das kreative Gestalten hilfreich sein könnten, und verabredeten uns für den Folgetag zu einem kurzen Gespräch. Die Patientin berichtete, sie könne nun spüren, wie intensiv es um das Thema »Loslassen« gehe und dass es nicht nur ihre Kinder betreffe, sondern auch noch viele andere Bereiche ihres Lebens. Sie habe dafür innerlich ein passendes Bild gefunden: einen fest verwurzelten Baum, der durch seine zunehmende Verästelung das Trennen von Wegen aufzeigt. Dieser Baum stehe für die Abnabelung der Kinder, aber auch für den kürzlichen Tod ihres Pferdes und noch vieles andere und gleichzeitig für die weiter bestehende Verbundenheit. Mit diesem inneren Bild arbeitet die Patientin im weiteren Verlauf der Behandlung auch in Achtsamkeitsübungen und in einer Kreativgruppe weiter.

Wie ersichtlich wird, kann durch das freie Assoziieren von wenigen Worten in einer einzigen Sitzung auf diese Weise sehr viel Material nach oben kommen, es kann Abreaktionen anstoßen und ein Verständnis entwickelt werden, das Zeit für die körperliche Integration und weitere Verarbeitung benötigt. In dem eben beschriebenen Fallbeispiel zeigten sich dabei »innere Blockaden«, die der Wahrnehmung von Bedürfnissen zunächst im Wege standen und dann entsprechend abgearbeitet werden konnten. Je nach Präferenz von Patient und Therapeut kann mit dem auftauchenden Therapiematerial weiter frei assoziierend gearbeitet werden, es kann aber auch die Grundlage für die Anwendung anderer Interventionen und auch häuslicher Aufgaben und Übungen sein.

Fallbeispiel Frau S.: »Die können mich alle mal!« – Auf dem Weg zum Erleben der eigenen Grenzen

Frau S. (Anfang 50) begibt sich aufgrund einer seit knapp zwei Jahren bestehenden Arbeitsunfähigkeit infolge einer depressiven Erkrankung in eine psychosomatische Rehabilitationsbehandlung. Es besteht ausgeprägtes Erschöpfungserleben, und die Patientin berichtet, sehr unter ihrer Ruhelosigkeit zu leiden. Zudem habe sie kaum ein Gefühl für ihre eigenen Belastungsgrenzen und verausgabe sich bis »zum Umfallen«, wie etwa beim Triathlon, den sie viele Jahre auf hohem Niveau betrieben habe. Sie habe erst eine lebensgefährliche innere Blutung durch eine Überbelastung erleben müssen, um sich erlauben zu können, kürzerzutreten. Sie habe gleichzeitig keine Vorstellung davon, wie ihre Bedürfnisse konkret aussehen könnten, da sie immer »auf Achse« sei. Sie stimmt einer Hypnosebehandlung sehr motiviert zu.

Nach Tranceeinleitung und Vertiefung wird das freie Assoziieren mit den Sätzen »Was tut mir gut?« und »Was sind meine Bedürfnisse?« angestoßen und abgewartet, was sich daraufhin in der Wahrnehmung der Patientin zeigt. Frau S. teilt recht schnell mit, dass »einfach das Bedürfnis nach Ruhe« auftauche. Nachdem sie diese Ruhe eine kurze Weile hat erleben können, stellt sich bald darauf eine tiefe Traurigkeit ein. Die Patientin berichtet, sehr gut spüren zu können, dass ihre Überaktivitäten keinen Raum für unangenehme Gefühle zulassen und ihr der Zusammenhang gerade sehr deutlich wird. Ich ermuntere sie, sich nun den Raum und die Zeit für diese Traurigkeit zu nehmen und zu schauen, wo es sie weiter hinführt. Nach einer Weile sagt die Patientin, sich in einer Situation mit ihrem Ex-Mann wiederzufinden, die sie kürzlich erlebt habe und in der sie sich – wie so häufig – von ihren Mitmenschen als fremdbestimmt wahrnehme. Sie erzählt, sie wolle es anderen immer recht machen und vergesse darüber eben auch ihre eigenen Bedürfnisse. Ganz plötzlich kommt sie dann darauf zu sprechen, dass ihr gerade der Satz »Die können mich alle mal!« durch den Kopf gehe.

Hier erlaube ich mir, den Impuls hineinzugeben, dass dies ja nach einem klaren Signal für das Setzen von Grenzen klingt, was ein kurz zuvor besprochenes Therapieziel der Patientin darstellt. Sie stimmt dem zu und berichtet, das fühle sich eigentlich ganz gut an. Ich lasse sie diese angenehme Wahrnehmung im Körper spüren, wobei sich auch aus dieser Wahrnehmung heraus bald wieder Traurigkeit ergibt, habe sie doch über viele Jahre zugelassen, dass andere Menschen stark über ihren Alltag bestimmt hätten, und nun habe sie das diffuse Gefühl, in den zurückliegenden Jahren häufig manipuliert worden zu sein. Da das Ende der Therapiesitzung gekommen ist, greife ich noch einmal gezielt das angenehme Körpergefühl auf, das die Patientin mit dem Setzen von Grenzen und dem inneren Satz »Die können mich alle mal!« erleben konnte. Dadurch kann sich ein Gefühl von Leichtigkeit einstellen, das ich zum Schluss im Körper verankere und die Trance damit beende.

Innerhalb weniger Wochen kann die Patientin sich wesentlich mehr Ruhe und Zeit für sich einräumen. Im Kontakt wird die Patientin zugänglicher, offener und berichtet, das Gefühl zu haben, mehr bei »sich selbst« anzukommen, und ihre Belastungsgrenzen besser wahrzunehmen. Sie könne nun auch besser spüren, wenn ihre Grenzen von anderen überschritten würden.

Diese Beispiele zeigen, dass die gegebenen ressourcenorientierten Assoziationen, mit denen gestartet wird, zunächst häufig Probleme und Ursachen aufzeigen (aber nicht müssen!), die im weiteren Verlauf der Sitzung durch- und abgearbeitet werden können. Auch wenn sich in der Regel nicht innerhalb einer Sitzung alles lösen wird, so taucht meiner Erfahrung nach zum Abschluss der Sitzung eine (Teil-)Ressource auf, die für den Abschluss der Trance nutzbar gemacht und utilisiert werden kann.

5.3 Arbeit an Leitsätzen und Grundannahmen

Die therapeutische Arbeit an Leitsätzen und Grundannahmen, auch unter der Begrifflichkeit »Glaubenssatz« bekannt, findet zunehmend Verbreitung und Interesse in der psychologischen Fach- und Populärliteratur und ist inzwischen in diversen Therapierichtungen recht verbreitet (Dahm-Mory 2019). Das Tranceerleben hilft dabei, von der rein kognitiven Ebene im Sinne einer kognitiven Umstrukturierung wegzukommen und das gesamte Erleben einzubeziehen, um dadurch versteckten Ressourcen und Lösungsansätzen auf die Spur zu kommen. In meiner praktischen Arbeit nutze ich zum freien Assoziieren sowohl das formale Trancesetting als auch das Visualisieren von Sätzen mit offenen Augen, oft auch im Stehen (Breitbach 2023). Letzteres ist z.B. bei Patientinnen hilfreich, die in einer formalen Trance unter Umständen in eine zu starke Regression geraten können.

Im Rahmen der therapeutischen Arbeit werden »dysfunktionale Leitsätze« zunächst auseinandergenommen, analysiert und schließlich zu einem hilfreichen Leitsatz umformuliert (Dahm-Mory 2019). Für das freie Assoziieren in Hypnose nutze ich diese neu formulierten und hilfreichen Sätze, die sich im Wachzustand in der Regel sehr befremdlich und »falsch« anfühlen. Die sich dabei einstellenden Assoziationen sind meistens genau die Stolpersteine und Hindernisse, durch die es dazu kommt, dass die Patientinnen Schwierigkeiten mit der Annahme hilfreicher innerer Sätze haben. Starke Emotionen und Körperreaktionen im Sinne von Abreaktionen sind dabei nicht unüblich, sie führen bei der Behandlung gleichzeitig zu einer Entlastung und dem Gefühl, die neuen Sätze besser annehmen zu können. Die Sätze dürfen deshalb nicht »zu schwer« sein, um sie durch freies Assoziieren annehmbar zu machen, und man sollte sich herausfordernden Sätzen daher schrittweise nähern (Breitbach 2023).

5.3.1 Leitsätze in formaler Trance frei assoziieren

Das Vorgehen, hilfreiche Leitsätze in einer formalen Hypnose zu nutzen, gestalte ich in der Regel wie folgt:

- Induktion und Vertiefung
- Freies Assoziieren mit dem neuen, als hilfreich ausgewählten Leitsatz anstoßen
- Freies Assoziieren mit angemessenen Rückmeldungen und ggf. Impulsen begleiten
- Mit Ressourcenerleben in der Trance zum Abschluss kommen
- Posthypnotische Suggestionen
- Ausleitung

Fallbeispiel Frau E.: Ein mütterlicher »Glücksregen«

Frau E. leidet seit vielen Jahren an Ängsten und Depressionen. In der Leitsatzarbeit wird deutlich, dass das Erleben und Handeln der Patientin von vielen abwertenden inneren Sätzen geprägt ist, wie etwa »Ich bin eine Versagerin!« oder »Ich bin zu nichts nutze und tauge nichts!« Auf der Suche nach Ressourcen zeigt sich, dass die Patientin zumindest zeitweise in bestimmten Situationen in der Lage ist, sich als eine Mutter wahrzunehmen, der ihre Kinder sehr am Herzen liegen. In einigen Sitzungen kommt sie während der Trance auch in ein authentisches Gefühl dazu. Um diese Ressource weiter auszubauen, wenden wir uns der Leitsatzarbeit zu, und die Patientin listet eine Reihe von Leitsätzen auf, die sie gerne für sich besser annehmen würde. Wir wählen schließlich den Satz »Ich bin eine fürsorgliche Mutter« aus, den die Patientin in ihrem Schwierigkeitsgrad etwa bei 6 bis 7 von 10 einschätzt und den sie in formaler Trance mit freien Assoziationen erleben soll.

Die Patientin geht über Atempacing und Suggestionen, die auf das aktuelle Körpererleben ausgerichtet sind (Spüren des Kontakts mit dem Boden und dem Sessel) gut in Trance. Mit folgenden Suggestionen stoße ich das freie Assoziieren an:

»... und nun, da Sie mit jedem Atemzug in eine immer tiefere Trance gehen, so lassen Sie doch einmal alles auftauchen, was sich mit diesem Satz verbindet: ›Ich bin eine fürsorgliche Mutter.‹ Alles, was Sie

dazu wahrnehmen können, darf sich zeigen ... ›Ich bin eine fürsorgliche Mutter.‹ ... Was auch immer auftaucht, ist willkommen ... Und wenn Sie etwas spüren oder wahrnehmen können, oder was immer Ihnen dazu einfällt, erzählen Sie mir gerne davon, wenn Sie so weit sind ...«

Die Patientin berichtet zunächst, dass sie gewisse Zweifel an dem Satz hege und sich ein Unwohlsein in ihrem Körper einstelle. Ich leite sie an, diese Körperempfindungen weiter zu erleben. Nach einer Weile legt sich die Unruhe, und die Patientin schildert eine spontan auftauchende Situation mit ihrem achtjährigen Sohn: Dieser würde sich eng an sie kuscheln und sagen: ›Du bist die beste Mama der Welt, und ich hab' dich ganz doll lieb!‹ Frau E. ist sichtlich etwas gerührt und beschreibt, dass sich eine angenehme Wärme wie ein angenehmer warmer, weicher Sommerregen durch den ganzen Körper ziehe. Sie schreibt diesem Gefühl den Begriff ›Glücksregen‹ zu, den ich als Begrifflichkeit weiterverwende. Die Patientin kann dieses Gefühl im ganzen Körper spüren, und es tauchen weitere hilfreiche Sätze auf, wie etwa ›Ich mache viele Dinge, die für meine Familie und Kinder hilfreich sind.‹ Dies führt die Patientin in der Trance schließlich vom Versagererleben weg. Das Gefühl einer fürsorglichen Mutter kann die Patientin am Ende der Trance vollkommen zweifelsfrei erleben und beschreibt dabei ein angenehm entspanntes und gelassenes Gefühl. Sie kommt anschließend zu einem Bild, in dem sie ihre beiden Kinder ganz nah bei sich hat und sie mit großen Flügeln, die sie auf dem Rücken hat, beschützt und umsorgt. Dieses Bild nutze ich für posthypnotische Suggestionen, in denen ich den ›Glücksregen‹ und die Imagination verbinde:

»Und vielleicht werden Sie überrascht sein, dass dieses Gefühl des Glücksregens und das beschützende Bild mit ihren Kindern sie im Alltag immer weiter begleiten können. Und dieses Gefühl darf und kann immer präsent sein und anhalten, auch wenn wir gleich wieder ins Hier und Jetzt zurückkehren ... Sie können ganz einfach diese angenehme Wärme und Weichheit des Glücksregens weiter erleben ... und das Körpergefühl, das Sie mit Ihren Kindern verbindet ... Und das Bild kann wie von selbst immer dann auftauchen, wenn Sie es gerade brauchen ... und all dies kann ohne gezielte Absicht entstehen ... ganz wie von selbst ...«

Nach dieser Hypnose berichtet die Patientin, erstmalig keine Zweifel mehr an ihrer mütterlichen Fürsorge zu haben. Wir vereinbaren, dass sie sich den Satz zu Hause immer wieder anschaut. Zudem soll sie sich ein paar »Aufgaben« vornehmen, bei denen sie ihre Verbundenheit zu ihren Kindern konkret und bewusst erleben kann (z. B. den Kindern eine schöne gemeinsame Aktivität vorschlagen und gemeinsame Zeit verbringen).

Auf der Basis meiner Grundausrichtung als Verhaltenstherapeutin nutze ich das Auftauchen und Erleben von Ressourcen ganz gerne für konkrete Aufgaben für die Zeit zwischen den Sitzungen. Auf diese Weise sollen der Patientin ihre Ressourcen »greifbarer« und im Alltag zugänglicher werden. Dies ist eine gute Ergänzung zu den Tonaufnahmen, die auf das innere Erleben und Verankern im Körper abzielen, so dass mit konkreten Handlungsansätzen dann gezielt Veränderungen auf der Verhaltensebene angestoßen werden. Als besonders hilfreich erlebe ich dabei die Arbeit mit inneren Werten im Sinne der Akzeptanz- und Commitmenttherapie (ACT, z. B. Wengenroth 2017). ACT ist eine verhaltenstherapeutisch orientierte Therapierichtung, die zahlreiche Elemente und Strategien aus der Hypnotherapie integriert und deren therapeutische Wirksamkeit in zahlreichen Studien gut belegt ist (Gloster et al. 2020). Da es bei der Arbeit mit Leitsätzen häufig um die eigenen inneren Werte geht, kann dies mit ressourcenorientierten Hypnosen zunächst innerlich gut spürbar gemacht werden. Daraus lassen sich dann für den Alltag konkrete Aufgaben ableiten, die die Patientinnen auf der Handlungsebene zu ressourcen- und werteorientiertem Verhalten anregen sollen, um Befindlichkeit und Lebensqualität nachhaltig zu verbessern.

5.3.2 Leitsätze mittels Visualisierung bearbeiten

Die hypnotische Arbeit an Leitsätzen kann auch sehr gut angestoßen werden, indem sie z. B. auf Flipcharts geschrieben oder auf Karten im Raum ausgelegt werden (Breitbach 2023). Das Vorgehen sei der Einfachheit halber auch hier an zwei konkreten Fallbeispielen beschrieben:

Fallbeispiel Frau R.: »Alles kann, nichts muss«

Dieses Beispiel stammt aus einer psychoedukativen Gruppensitzung, in der sich spontan die Möglichkeit ergab, einen hilfreichen Satz durch das Visualisieren bei einer Patientin zu verankern. Die teilnehmenden Patienten der Gruppensitzung hatten zunächst die Aufgabe, häufige »automatische Gedanken« aufzuschreiben und dadurch ihre hinderlichen Leitsätze und Grundannahmen zu identifizieren. Frau R. berichtete dabei, dass ihr gerade bewusst werde, wie oft sie sich bei Tätigkeiten im Alltag unter Druck setzt und die Formulierung »Ich muss …« vorkommt. Sie könne daher kaum etwas genießen, mache sich auch bei eher belanglosen Dingen viel Druck und wünsche sich mehr Leichtigkeit. Auf die Frage, ob es einen Satz gebe, den sie gerne für sich verinnerlichen würde, kommt ihr ganz spontan in den Sinn: »Alles kann, nichts muss«. Meiner Einladung, diesen Satz im Sinne einer kleinen Übung zu integrieren, kommt sie gerne nach, und wir schreiben den Satz zunächst an ein White Board. Ich stelle mich mit der Patientin in einigen Metern Abstand vor die Tafel mit dem Satz, und sie spürt in sich hinein, wie viel Abstand sie benötigt, um den Satz in einem einigermaßen angenehmen Erleben anschauen zu können. Als sie sich positioniert hat, bitte ich sie, einen kleinen Schritt auf den Satz zuzugehen und dem einmal nachzuspüren, was sie im weiteren Verlauf wahrnehmen kann. Sie merkt an, ihr Hals schnüre sich zu und sie gerate in hohe Anspannung. Sätze wie »Das geht nicht! Das kannst du dir nicht erlauben!« kämen dabei nach oben. Ich stehe neben der Patientin und ermuntere sie, diese Reaktionen weiter wahrzunehmen und sich entwickeln zu lassen, soweit sie das aushalten könne. Die Patientin ist sichtlich unruhig, bleibt jedoch eine Weile dort stehen, auch wenn es sich unangenehm anfühlt. Schließlich sagt sie, dass sie gerne wieder einen Schritt nach hinten gehen würde, und wir treten beide einen Schritt zurück. Ich ermuntere sie wieder, einmal wahrzunehmen, was sich gerade zeigt. Überrascht berichtet sie nach einer Weile, sie nehme ein leichtes Gefühl von Befreiung wahr. »Irgendwie habe ich das Gefühl, dass ich jetzt einfach mal entspannt einkaufen möchte.« Der Satz fühle sich nun viel näher und besser an.

Die Patientin schildert am Folgetag, dass sie sich nach der Sitzung eine gemütliche Einkaufstour gegönnt habe und lange nicht mehr mit so viel Unbeschwertheit einkaufen gegangen sei. Sie beginne nun, auch andere rigide Annahmen vermehrt zu hinterfragen und zunehmend ihre eigenen Bedürfnisse zu spüren. Die Patientin trennt sich auch einige Zeit später von ihrem Partner, da sie dessen Abwertungen, Erniedrigungen und Kontrolle über sie als unerträglich wahrnehmen konnte, was ihr über viele Jahre in dieser Form nicht bewusst gewesen sei, und sie nur das Gefühl »alles aushalten zu müssen« habe spüren können.

Die Arbeit mit dem Visualisieren von Leitsätzen eignet sich auch gut dazu, über das Auftauchen von Ressourcen, die sich durch einen hilfreichen Satz einstellen, in eine formale Hypnose überzugehen. Im folgenden Beispiel wird beschrieben, wie sich an das assoziative Visualisieren von Leitsätzen eine formale Suggestionshypnose zur Verankerung der auftauchenden Ressource anschließt:

Fallbeispiel Frau N.: Wieder Freude beim Musizieren entwickeln

Frau N. befindet sich wegen zunehmender Erschöpfung und bestehender chronischer Depressionssymptome in einer teilstationären Rehabilitationsmaßnahme. Dysfunktionale fordernde Leitsätze mit hohem Perfektions- und Leistungsanspruch führen immer wieder zu Überforderungs- und Überlastungssituationen. Dadurch sind in den vorangegangenen Monaten und Jahren zunehmend positive Aktivitäten und Ressourcen verloren gegangen. Seit etwa einem Jahr spiele Frau N. nun Gitarre und erwarte von sich bereits nach kurzer Zeit, anspruchsvolle Stücke schnell fehlerfrei spielen zu müssen. Sie findet in diesem Kontext den förderlichen Satz »Ich darf mir Zeit lassen, um etwas zu lernen«, den sie visualisieren möchte.

Der Satz kann in einer Entfernung von ca. 1,5 Metern ganz gut ausgehalten werden, erzeugt dabei jedoch bereits eine gewisse Anspannung in den Schultern. Frau N. berichtet über viele Grübelgedanken und kommt zunächst aus dem Körpergefühl heraus, so dass ich sie wieder auf das Wahrnehmen des Körpers in Gegenwart des Satzes fokussieren und dadurch frei assoziieren lasse. Nachdem sie sich dem Satz noch etwa eine Fußlänge genähert hat, nehmen die innere Unruhe und Spannung weiter zu, und es stellt sich Traurigkeit ein. Die Patientin beschreibt ein Ziehen in der Magengegend und ein Zuschnüren im Hals. Ich ermuntere die Patientin, sich Zeit zu nehmen und zu beobachten, was weiter passiert. Recht plötzlich fängt Frau N. an zu lächeln, schließt die Augen und atmet tief ein. »Eigentlich bedeutet dieser Satz ja, dass ich ganz viel Zeit und Raum habe! Und das bereitet mir gerade richtig Freude!« Ich gebe entsprechende Resonanz und beschreibe kurz, wie ich die Patientin erlebe, nämlich dass die Atmung ruhig und tief geworden ist und dass sie herzlich lächelt. Ich frage daher, ob die Patientin sich vorstellen könne, noch etwas weiter auf den Satz zuzugehen. Sie schaut mich an und sagt etwas verlegen: »Eigentlich würde ich gerne direkt auf den Satz zugehen und ihn an mich drücken!« Ich erwidere, sie solle das doch einfach machen, und die Patientin nimmt sich den Zettel mit dem Satz und drückt ihn fest an ihre vordere Rumpfseite. Sie lächelt unentwegt weiter, und ich schlage ihr vor, dieses Gefühl der Freude weiter in einer formalen Trance zu erleben. Da die Patientin vor der Sitzung einige Vorbehalte gegenüber einer Hypnose geäußert hat, stelle ich sicher, dass sie damit einverstanden ist, und lasse sie einen beliebigen Platz in meinem Büro suchen, und sie setzt sich auf die im Raum befindliche Arztliege. Ich führe dann eine Suggestionshypnose durch, indem ich das Erleben der Freude vertiefe und das wohlige Körpergefühl, was sich dabei einstellt, mit einbeziehe. Frau N. kann dabei eine angenehme Wärme im Körper und eine Weite der Atmung spüren. Ich frage die Patientin, ob bei ihr spontan ein Bild oder ein Impuls auftauche, und sie antwortet, sie sehe eine schöne Blumenwiese vor sich. Dieses Bild nutze ich für posthypnotische Suggestionen sowie die Verankerung und leite die Trance wieder aus.

Die Patientin berichtet, immer noch lächelnd, dass gerade alle negativen Gedanken wie an einem Schild abprallten. Sie habe sich lange nicht mehr so gelöst und frei gefühlt. In den folgenden Wochen tut sich Frau N. mit dem Üben wesentlich leichter und setzt sich nicht mehr so stark unter Druck. Sie kann wieder Freude beim Musizieren erleben und ist überrascht, dass dieser Effekt weiter anhält. Diese Erfahrung kann nun auch für den Aufbau weiterer angenehmer Aktivitäten und Ressourcen genutzt werden, wodurch sich die depressive Symptomatik deutlich reduziert.

Gerade für den Aufbau von angenehmen Aktivitäten, Hobbys und Ressourcen bei Depressionspatienten kann meiner Erfahrung nach mit dem Visualisieren von hilfreichen Sätzen gut gearbeitet werden. Auf diese Weise lassen sich recht konkret kurzfristige Ziele für den Wiederaufbau verloren gegangener Interessen erreichen, die im Verlauf weiter ausgebaut werden können.

5.4 Arbeit mit »inneren Kind«-Zuständen

Die Arbeit mit infantilen Zuständen, auch unter der sogenannten »Inneren-Kind-Arbeit« und anderen Bezeichnungen bekannt, ist inzwischen ein fester Bestandteil von Therapierichtungen, die gezielt mit inneren Selbstanteilen arbeiten, wie etwa bei der Ego-State-Therapie oder Schematherapie. Leider hat es bei der allgemeinen und unkritischen Vermarktung des »inneren Kindes« in den vergangenen Jahren aber auch viele Missverständnisse gegeben, so dass dieser grundsätzlich sehr hilfreiche hypothetische Ansatz ziemlich verunglimpft wurde. Eine gelungene und kritische Auseinandersetzung dazu findet sich bei Peichl (2012, S. 11 f.).

Beim freien Assoziieren kommen kindliche Zustände häufig ans Licht, wenn die unbewussten Ressourcen darauf zurückgreifen, um etwa rückwirkend korrigierende Erfahrungen machen oder eine belastende Erfahrung bearbeiten zu können. Insofern sollte man als Therapeut geschult sein, mit Selbstanteilen umgehen zu können, sollten sich diese spontan zeigen. Im Einzelfall können solche Phänomene auch bei einer vermeintlich »einfachen« Entspannungshypnose plötzlich auftauchen. Kindliche Zustände eignen sich aber selbstverständlich auch sehr gut dafür, als Ausgangspunkt freier Assoziationen zu dienen. Häufig kann der Patient dann zu der Erkenntnis gelangen, dass diese oft so vernachlässigten Anteile gezielt im Vordergrund stehen dürfen und Bedürfnisse in einem gewissen Umfang nachgeholt werden können. Das folgende Fallbeispiel beschreibt den Verlauf einer Hypnosesitzung, wenn sich kindliche Zustände unzensiert zeigen dürfen und daraus eine Fülle an erlebten Ressourcen wieder spürbar wird:

Fallbeispiel Herr G.: »Bei Oma sein dürfen«

Herr. G. (Anfang 60) befindet sich aufgrund von rezidivierenden Depressionen in einer teilstationären psychosomatischen Behandlung. Durch langjährige ambulante Psychotherapien kann er die erlebte emotionale Vernachlässigung im Elternhaus als Ursache seiner Depression inzwischen recht gut einordnen. Gleichzeitig ist er frustriert, da er nicht das Gefühl hat, dass sich durch diese Erkenntnisse etwas an seiner psychischen Befindlichkeit zum Besseren geändert hat. In sozialen Kontakten fühlt er sich schnell bevormundet, »nicht gesehen« und kommt in einen hilflosen und trotzigen kindlichen Zustand. Er beschreibt, dass er sich über diesen Zustand, den er »den kleinen Nils« nennt, schon häufiger mit Therapeuten ausgetauscht habe. Ich schlage ihm vor, diesen kindlichen Zustand einmal in Hypnose zu erleben, worauf sich der Patient mit großer Neugierde einlässt. Nach entsprechender Aufklärung über das Vorgehen und Einleitung der Hypnose durch ein Atempacing leite ich das freie Assoziieren wie folgt ein:

»... und da Sie sich nun in dieser angenehmen Trance befinden, erlauben Sie sich, einmal den ›kleinen Nils‹ auftauchen zu lassen ... Hier darf nun Platz, Raum und Zeit dafür sein ... und Sie kennen diesen Zustand ja recht gut ... und schauen Sie, was Sie alles wahrnehmen können, wenn Sie den kleinen Nils erleben ... Alles, was Sie wahrnehmen können, ist okay ... schauen Sie, was immer sich zeigt, seien es Gedanken, Gefühle, Impulse oder Körpersignale oder etwas anderes ... alles, was sich mit dem kleinen Nils verbindet, darf auftauchen ... und wenn Sie etwas wahrnehmen können, erzählen Sie mir gerne davon ...«

Der Patient ist sichtlich in einem entspannten Trancezustand, und nach ca. ein bis zwei Minuten frage ich: »Gibt es etwas, was Sie wahrnehmen können?« Der Patient nickt leicht und spricht dann mit einer veränderten, etwas kindlich wirkenden Stimme: »Ja, ich bin zu Hause bei meinen Eltern, und ich möchte Mensch ärgere dich nicht spielen!« Um den kindlichen Zustand etwas besser einordnen zu können, frage ich, wie alt er gerade sei, und hole mir die Erlaubnis ein, den kleinen Nils duzen zu dürfen. Der Patient berichtet, dass er acht Jahre alt sei und Lust habe, etwas zu spielen. Er habe ja viele Spiele geschenkt bekommen, aber der Vater würde ihn nur wegschicken und habe keine Lust dazu, und die Mutter sei immer mit Arbeiten im Haushalt beschäftigt und nehme sich auch keine Zeit für ihn. Der »kleine Nils«-Zustand wirkt sehr traurig, und ich lasse dem Patienten Zeit zu erleben, was sich aus dieser Situation weiter ergibt. Mit einem Mal gibt es so etwas wie einen plötzlichen »Ruck« im Patienten, und er sagt mit gefestigter Stimme: »Dann geh' ich jetzt zu Oma!« Ich wiederhole seine Reaktion und erwidere »Oh ja, dann geh doch jetzt zu Oma!« Hieraus entwickelt der Patient dann spontan viele angenehme Erlebnisse, die ihn mit seiner Oma verbinden. Er erlebt sich, wie er bei ihr im Haus sein darf, dort ungestört spielen kann und sich rundum wohl und versorgt fühlt. Er erlebt, wie seine Oma ihm viel erzählt, was er sehr genießt. Er spürt ihre Wärme, Nähe und auch, wie intensiv sie ihn immer wieder in den Arm genommen hat, aber auch ihre häufigen »Kitzelattacken«, und wie er darauf reagiert hat. Ich lasse mir diese angenehmen Wahrnehmungen immer wieder im Detail auf körperlicher Ebene beschreiben und beobachte auch, wie die Atmung freier und tiefer wird. Durch suggestive Elemente vertiefe ich dieses Erleben, woraus der Patient immer wieder weitere Assoziationen entwickelt, schließlich im Hamburger Hafen mit der Oma landet und bemerkt, wie viele schwierige Situationen seine Oma schon erlebt habe und trotzdem eine so kraftvolle und liebevolle Frau geblieben sei. Da wir gegen Ende der Sitzung angelangt sind, nehme ich dies zum Anlass, die Fülle der erlebten Ressourcen ein wenig zusammenzufassen und den Patienten dies noch einmal körperlich spüren zu lassen. Mit posthypnotischen Suggestionen, dass dieses angenehme Erleben mit der Oma auch weiter anhalten kann, gleichwohl die Trance vorbei ist, leite ich die Hypnose wieder aus.

Der Patient war sichtlich tief in Trance und benötigt eine Weile, um sich zu reorientieren. Er berichtet, sehr verblüfft zu sein, da er an seine Oma sehr lange überhaupt nicht mehr gedacht habe. Voll-

kommen real habe sich das alles angefühlt. »Ich war tatsächlich acht Jahre alt, und ich war tatsächlich bei meiner Oma.« Von der Fülle an Ressourcen, die er durch seine Großmutter erleben konnte, war er beinahe überwältigt. »Mir steht jetzt ein Lächeln im Gesicht, auch wenn man das vielleicht nicht sieht.«
Der Patient konnte auf diese Weise seine kindliche Verspieltheit wieder entdecken, die er nun im Kontakt mit seinen Enkeln wieder erlebte, was sich als wichtige Ressource für die weitere therapeutische Arbeit entpuppte.

Es ist immer wieder erstaunlich, wie schnell sich durch Assoziationsarbeit hilfreiche Beziehungspersonen bei in der Kindheit emotional vernachlässigten Patienten finden, die lange nicht erinnert wurden. Die Großeltern nehmen hierbei oft eine wichtige Rolle ein. Häufig entsinnt man sich aber auch entfernterer Verwandten oder Freunden, die in vollkommene Vergessenheit geraten waren und auf deren Beziehungs- und Bindungserleben in einer Trance wieder Zugriff ermöglicht wird. Daneben kann es auch passieren, dass solche hilfreichen Personen oder andere reale oder fiktive Helferfiguren nicht gefunden bzw. aktiviert werden können. In solchen Fällen ist es durchaus sinnvoll, dass der Therapeut sich als verlässliche Bezugsperson zur Verfügung stellt, damit eine korrigierende Erfahrung möglich wird und der infantile Zustand nicht erneut eine frustrierende oder gar schädliche Erfahrung machen muss. Die Art und Weise, wie sich der Therapeut anbietet, muss für beide Seiten sehr stimmig erfolgen. Je nach therapeutischem Hintergrund ist auch die Arbeit mit taktilen Berührungsreizen angezeigt, wie etwa die Nutzung von Decken und Kissen oder auch durch die Arbeit mit therapeutischen Berührungen. Letzteres spielt insbesondere in der Körperpsychotherapie eine wichtige Rolle und setzt entsprechende Erfahrung und Schulung des Therapeuten voraus, um keine Missverständnisse oder unangemessene Irritationen bei den Patienten zu erzeugen.

Im folgenden Beispiel wird beschrieben, wie aus freier Assoziationsarbeit bei der Suche nach wichtigen Bezugspersonen dem Therapeuten eine Stellvertreterposition zufällt:

Fallbeispiel Frau V.: Der Therapeut als Stellvertreter einer fürsorglichen Bezugsperson

Frau V. (Ende 30) begibt sich wegen chronischer Depressionen in psychotherapeutische Behandlung. In der bisherigen Therapie konnte die Patientin innere kindliche Zustände aus unterschiedlichen biografischen Stationen erleben, die mehr Zuwendung und Verständnis von nahestehenden Bezugspersonen benötigt hätten. Die Patientin war in der Grundschule häufig verbalen als auch körperlichen Hänseleien von Mitschülern ausgesetzt und hatte dabei weder Unterstützung von Lehrern noch von ihren Eltern erfahren. Wenn sie davon berichtete, ungerecht behandelt worden zu sein, erlebte sie wiederkehrende invalidierende Kommentare wie »Ach, nun stell dich nicht so an, so schlimm ist das doch nicht!« oder »Es wird schon seinen Grund gehabt haben, warum sie dich herumgeschubst haben!« Die damit verbundenen Gefühle, sich ausgeliefert und hilflos zu fühlen, tauchen im Alltag der erwachsenen Patientin bei Kleinigkeiten unwillkürlich immer wieder auf. Dies führt inzwischen in beruflichen Situationen zu einer ausgeprägten »Dünnhäutigkeit«, unter der die Patientin aufgrund ihrer Führungsposition in einem Unternehmen, in dem sie ihrem Team gegenüber viel Stärke zeigen muss, sehr leidet und sich oft überfordert fühlt.

In einer Hypnosesitzung wird dieser kindliche Zustand als Ausgangspunkt für freies Assoziieren genutzt, um der Sache näher auf den Grund zu gehen.

T: [nach Induktion und Vertiefung] *»... und nun erlauben Sie sich, einmal die kleine Ingrid auftauchen zu lassen ... und schauen Sie, was Sie alles wahrnehmen können ... welche Situation vielleicht dazu spontan auftaucht ... oder andere Empfindungen, die sich damit verbinden ...«*

P: Nach einer Weile seufzt die Patientin recht tief. *»Ja, da taucht gerade so eine Szene auf ... So ganz typisch ...«*

T: *»Gut ... Mögen Sie mir einmal erzählen, was da gerade auftaucht?«*

P: Etwas stammelnd. *»Ich komme gerade wieder von der Schule nach Hause ... als ich so ungefähr zehn Jahre alt bin ... und es regnet ... wie ätzend ich das immer fand!«*

T: *»Okay ... darf ich denn die zehnjährige Ingrid duzen?* (Patientin nickt.) *Okay, du kommst also von der Schule nach Hause ... und es regnet ...«*

P: *»Ja, und ich merke, wie sauer ich eigentlich bin ... und dass ich am liebsten zu meiner Mutter rennen würde und ihr erzählen würde, dass sich dieser blöde Klaus wieder über meinen Schulranzen lustig gemacht hat ... Ich möchte so gerne einen neuen haben, der, den ich jetzt habe, ist an einigen Stellen schon kaputt, aber ich bekomme keinen Neuen ... und darüber machen sich alle immer lustig ...«* Patientin holt tief Luft.

T: *»Du möchtest also einen neuen Schulranzen haben, weil du deswegen gehänselt wirst ...«*

P: *»Ja, und ich möchte endlich, dass meine Mutter versteht, warum ich unbedingt einen neuen Schulranzen brauche! Und dass die mich wirklich deswegen ärgern! Aber sie versteht mich einfach nicht! Ich hab' das Gefühl, sie glaubt mir einfach nicht, dass die anderen immer so gemein zu mir sind!«* Patientin weint etwas.

T: *»Deine Mutter glaubt dir also nicht? Dass du so geärgert wirst?«*

P: Schüttelt den Kopf. *»Nein, sie ist immer so barsch zu mir. Ich glaube, sie mag mich gar nicht!«*

T: *»Du glaubst, deine Mutter mag dich nicht?«*

P: Patientin schüttelt den Kopf. *»Nein ... sie mag mich nicht ...«*

T: *»Das fühlt sich sicher nicht gerade gut an, kann ich mir vorstellen ...«*

P: *»Nein, natürlich nicht ...* (Patientin fängt an, etwas zu schluchzen.) *Es fühlt sich wirklich schrecklich an ... Dass mir diese Gemeinheiten einfach niemand glaubt ... Dieser Klaus hat auch Kakao in meinen Schulranzen gegossen ... und dann hat meine Mutter mit mir geschimpft und mir vorgeworfen, dass ich wieder so eine Sauerei gemacht habe ... Dabei war ich das gar nicht ...* (Patientin weint.) *So was ist oft vorgekommen ... Und noch ganz andere Sachen ...«*

T: *»Ja, das ist wirklich nicht in Ordnung, wenn Kinder keine Unterstützung bekommen, wenn sie so ungerecht behandelt werden ... und ihnen keiner glaubt ...«*

P: *»Und mein Vater hört mir nie zu ... von ihm kommt noch nicht* *mal eine Reaktion ... Egal was ich sage ... Ich glaube, er interessiert sich überhaupt nicht für mich ... Manchmal habe ich sogar das Gefühl, ich existiere gar nicht für ihn ...«*

T: *»Ja, das ist wirklich schade und traurig, dass sich dein Vater scheinbar nicht für dich interessiert, gerade in solchen Situationen, wo es dir so schlecht geht ... Ich frage mich gerade, ob es da jemanden gibt, der dir glaubt und der dich unterstützt?«*

P: Schüttelt den Kopf. *»Nein, da gibt es niemanden.«*

T: *»Ich überlege, ob es vielleicht einen Lehrer, eine Freundin oder jemanden von den Großeltern gibt ... oder eine Tante oder einen Onkel vielleicht?«*

P: Es dauert ca. eine Minute, in der die Patientin zeitweise etwas unruhig wirkt, dann schüttelt sie den Kopf.

T: *»Hmm, darf ich dann was vorschlagen?* (Patientin nickt.) *Ich schlage dann einfach vor, dass ich jetzt da bin und dir zuhöre ... Und du weißt, dass ich mir bisher alles in Ruhe angehört habe, was du erzählt hast ... und dass ich dir das glaube, was du erlebt hast. All diese Ungerechtigkeiten und Beleidigungen* (Ich zähle hier noch einmal auf, was die Patientin zuvor berichtet hat.) *Und ich versichere dir, dass ich dir das glaube ...* (Pause von ca. einer Minute) *Kannst du das spüren?«*

P: Wiegt den Kopf hin und her. *»Na ja, nicht so richtig ...* (zögerlich) *Aber ein bisschen vielleicht schon.«*

T: *»Nun, das ist ja auch nachvollziehbar, dass du das nicht gleich spüren kannst, dass dir jemand glaubt, wenn du die Erfahrung so noch nicht machen konntest ... Aber es ist schon mal gut, wenn es einen kleinen Teil gibt, der das zumindest in Erwägung zieht, dass ich dir glaube ... Das scheint ja so zu sein.«*

P: Nickt.

T: *»Was brauchst du denn gerade? Jetzt in dem Moment, wo du mir das alles erzählt hast? Und wo ich bei dir bin, um dich zu unterstützen und für dich da zu sein?«*

P: *»Es tut schon gut, einfach nicht alleine zu sein ...«*

T: *»Okay, und das bist du auch nicht. Ich bin da, ich glaube dir, und du darfst sicher sein, dass ich weiter für dich da bin.«*

P: Schweigt, wirkt dabei etwas entspannter in den Gesichtszügen.

T: *»Gibt es denn etwas, was du gerade brauchst?«*

P: *»Ich weiß nicht so genau ... ich würde gerne einfach in meinem Zimmer sein ... und nicht alleine.«*

T: *»Gut, dann machen wir das doch so, wir gehen in dein Zimmer, und ich komme mit und bin bei dir.«*

Im weiteren Verlauf biete ich der Patientin ein Kissen zum Greifen an, damit sie Kontakt spüren und es sich bequem machen kann. Auf diese Weise kann sie die Erfahrung machen, in dieser schwierigen Situation nicht allein zu sein und dass ihre Bedürfnisse gesehen werden. In den Folgesitzungen tauchen weitere, ähnliche Situationen auf, in denen ich mich weiter als Stellvertreter zur Verfügung stelle, damit die Erfahrung nachhaltiger und verlässlicher wird. Die Patientin berichtet einige Monate später, sich bei ihrer Arbeit nicht mehr so leicht gestresst und »dünnhäutig« zu fühlen und mehr Fundament unter den Füßen zu haben. Zunehmend gelingt es ihr, einer Freundin aus dem aktuellen Bekanntenkreis über ihre Probleme zu erzählen und sich damit im »Hier und Jetzt« emotionale Unterstützung zu holen. Im weiteren Verlauf der Therapie wird sie dadurch emotional gestärkt, so dass sie mich nach einiger Zeit als Stellvertreter auch nicht mehr benötigt und die Therapie schließlich wieder vollständig im Erwachsenenmodus weitergeführt werden kann.

5.5 Arbeit mit »inneren Blockaden«

Gerade zu Therapeutinnen, die mit Hypnose arbeiten, kommen immer wieder Patientinnen mit der Vorstellung, dass man damit doch besonders gut »innere Blockaden« lösen könne. Grundsätzlich funktioniert das auch ganz gut, wenn die entsprechenden Voraussetzungen gegeben sind und keine magischen Heilungserwartungen bestehen. Allerdings kann der Begriff »innere Blockade« alles Mögliche bedeuten und ist therapeutisch nicht eindeutig definiert. Im Folgenden ist dazu ein Fallbeispiel beschrieben, in dem eine Patientin explizit von einer »inneren Blockade« berichtet. Durch die Arbeit mit freien Assoziationen konnte die Blockade mit ihren langfristigen biografischen Ursachen eindrucksvoll hervortreten. Das damit einhergehende intensive Erleben in Trance sorgte letzten Endes für eine recht schnelle emotionale Entlastung.

Fallbeispiel Frau A.: Ein hypnotischer Ritt durch die Biografie

Frau A. (Mitte 50) befindet sich aufgrund von rezidivierenden Depressionen in vollstationärer Behandlung. Ich sehe die Patientin in einer Vertretungssituation, nachdem sie bereits einige Sitzungen mit ihrer Bezugstherapeutin durchgeführt hat. Die Patientin hat beschrieben, sie erlebe eine »innere Blockade«, die sie vorrangig auf die aktuelle belastende Situation am Arbeitsplatz zurückführe. Durch diese Blockade fühle sie sich in Alltag und Beruf häufig wie »gelähmt« und nicht richtig handlungsfähig. Gemeinsam mit meiner Kollegin hat sie bereits erarbeitet, dass die eigentlichen Gründe für dieses Gefühl jedoch sehr wahrscheinlich in einem seit Jahrzehnten bestehenden Konflikt mit ihrer Mutter bestehen, von der die Patientin sich nicht gut abgrenzen kann. Insgesamt wies Frau A. zahlreiche Ressourcen auf: eine gut funktionierende Ehe mit einem sehr fürsorglichen Mann, eine gute Beziehung zum Sohn sowie zahlreiche Interessen und Hobbys und ein gutes soziales Netz. Diese hat sie in der vergangenen Zeit sehr vernachlässigt und wegen der starken Antriebslosigkeit praktisch gar nicht mehr pflegen können. Meine Kollegin hat uns daher für die Vertretungszeit vorgeschlagen, im Rahmen einer Hypnose den Konflikt mit der Mutter weiter zu bearbeiten. Frau A. kann sich darauf sehr gut einlassen, und ich stoße das freie Assoziieren damit an, sich das Bild ihrer Mutter vor Augen zu halten.

Frau A. kommt dabei schnell in ausgeprägtes emotionales Erleben und fängt an zu weinen. Sie berichtet, sofort tauche die Situation am Sterbebett ihres Vaters auf, die ihr nach wie vor sehr zu schaffen macht. Sie beschreibt, wie egozentrisch und emotionslos ihre Mutter immer gewesen sei und wie deutlich sich das am Sterbebett des Vaters wieder gezeigt habe. Als klar war, dass ihr Vater sterben werde und in den letzten Zügen im Krankenbett lag, sei Frau A. sofort hingefahren. Beim Betreten des Krankenzimmers sei ihre

Mutter am anderen Ende des Raumes gewesen und habe sich überhaupt nicht um den Vater gekümmert. Sie sei vollkommen mit sich selbst beschäftigt gewesen. Frau A. habe sich dann an das Bett des Vaters gesetzt und ihm in den letzten Stunden beigestanden. Auch ihr Sohn sei später noch dazugekommen. Als sie ihre Mutter darum gebeten habe, sich ebenfalls dazuzusetzen, um ihrem Mann im letzten Moment seines Lebens beizustehen, sei diese einfach aus dem Zimmer gegangen. Es sei immer so gewesen, und es sei auch heute noch der Fall, dass sich ihre Mutter jeglicher Konfrontation einfach durch Verlassen des Zimmers oder Themenwechsel entziehe. Frau A. ist spürbar die ganze Zeit emotional mit der Szene verbunden und weint. Nach einer Weile regrediert sie weiter in die Kindheit und kommt in Situationen, in denen die Mutter sie nicht vor dem jähzornigen Vater beschützt hat. Sie erlebt innerlich, wie ihre Mutter den Vater zeitweise sogar noch angefeuert habe, sie zu schlagen. Sie habe auch oft gedroht, dem Vater von ihren »Vergehen« zu berichten, damit er sie wieder schlagen würde. Gleichzeitig tauchen dann in schneller Reihenfolge mehrere Situationen aus unterschiedlichsten biografischen Lebenslagen auf, in denen sie sich mit dem Vater – trotz seiner Gewalttätigkeit ihr gegenüber – sehr verbunden fühlt. Sie erlebt innerlich, wie sie ihrem Vater den Jähzorn nachsehen kann und berichtet schließlich über mehrere Szenen, in denen sie gut nachempfinden kann, wie stolz ihr Vater auf sie gewesen sei. Mit einem tiefen Seufzer sagt die Patientin, sie könne nun gut spüren, wie sehr ihr Vater sie als Person und auch ihre Fähigkeiten geschätzt habe. Dieses Gefühl habe sie von der Mutter nie gehabt. Daher habe ihr der Vater auch trotz seiner jähzornigen und gewalttätigen Neigung immer nähergestanden.
Die Patientin erlebt die verschiedenen Szenen durchweg sehr intensiv. Die Assoziationen stellen sich wie von selbst ein, so dass ich lediglich begleitend dabei bin und dem Prozess freien Lauf lasse. Insgesamt wechseln die Szenen recht rasch von sehr belastenden Ereignissen hin zu ausgesprochen wertschätzenden und hilfreichen Situationen mit dem Vater. Es ist ein Kurztrip durch viele biografische Stationen, die sich so fließend gestalten, dass ich weder Impulse noch Anregungen gebe. Die Patientin erlebt zum Schluss,

sich mit dem Vater im Reinen zu fühlen und ihm seine Gewalttätigkeiten nachhaltig verziehen zu haben. Ich lasse mir dieses Gefühl im Körper beschreiben, gebe dem Verzeihen dadurch noch etwas Raum und leite die Trance dann wieder aus.

Im Nachgespräch berichtet Frau A., sie habe sich bereits während des Erlebens am Sterbebett von den belastenden Emotionen gegenüber der Mutter recht gut distanzieren können. Eine Woche später merkt Frau A. an, dass sie sehr erstaunt sei, was diese »Traumreise« bewirkt hat. Sie habe das Gefühl, einen viel größeren Gleichmut gegenüber ihrer Mutter und den damit verbundenen Verletzungen aufgebaut zu haben. Sie habe bisher ja immer sofort weinen müssen, wenn sie über ihre Mutter etwas erzählt hat. Dies sei nun nicht mehr so. Sie könne sich jetzt gut vorstellen, die Strategien, die sie auch im sozialen Kompetenztraining im Rahmen von Rollenspielen geübt habe, nun zu Hause erfolgreich einzusetzen. Eine weitere Hypnose dazu sei nicht nötig. Wir besprechen daher lediglich noch einige Punkte in Bezug auf die anstehende Entlassung in der kommenden Woche.

Dies ist ein Beispiel dafür, wie in einer einzigen Hypnosesitzung lange bestehende Blockaden gelöst werden konnten und die Patientin im Anschluss eine deutliche emotionale Entlastung erfahren konnte. Ein solcher »Durchbruch« in so kurzer Zeit ist allerdings keine Selbstverständlichkeit und sollte auch nicht vorausgesetzt werden, da im Vorhinein nie vorhergesagt werden kann, ob und wie gut sich solche »biografischen Knoten« lösen lassen. Insbesondere gilt das, wenn hohe Erwartungen an die Hypnose bestehen, stark traumatisierende Auslöser vorhanden sind oder die Patientin sich stark unter Druck setzt.

In der Praxis treten »innere Blockaden« durchaus auch plötzlich in Entspannungs- und Ressourcenhypnosen auf. Je nach Fokus, Stabilität und Zielsetzung kann es sinnvoll sein, sich dieser Aufgabe anzunehmen und die Blockade »abzuarbeiten«, damit die angestrebte Entspannung oder Ressource etabliert werden kann. Ein Beispiel dafür ist bereits in Kapitel 5.2 beschrieben worden.

5.6 Die Arbeit mit freien Assoziationen bei Ängsten

Für die Behandlung von Ängsten lassen sich freie Assoziationen hervorragend einsetzen, um das Unbewusste nach individuellen Ressourcen und Lösungsmöglichkeiten auf die Suche zu schicken. Oftmals kommen dort vollkommen unerwartete Reaktionen zutage, die sich als hilfreich erweisen und auf die weder Patient noch Therapeut in einem Gespräch im normalen Wachzustand gekommen wären. Auf diese Weise lassen sich Ängste im Idealfall sogar innerhalb sehr kurzer Zeit vollständig auflösen. Mit dem freien Assoziieren kann direkt in der angstbesetzten Situation – quasi im Sinne einer direkten Konfrontation in Trance – gestartet werden, wenn dies tolerierbar und angemessen ist. Nicht selten sind damit körperliche und emotionale Abreaktionen verbunden, die zu einer Entlastung führen und an die sich häufig das Erleben einer Ressource anschließt, wie etwa das Gefühl von Sicherheit, Kraft und Stärke. Bei manchen Patienten reicht auch die alleinige Suche nach einer angemessenen Ressource, um die Ängste zu beseitigen, ohne dass in irgendeiner Weise unangenehme Wahrnehmungen auftauchen müssen. Hypnotherapeutisches Vorgehen ist daher als hervorragende Alternative für Konfrontationsverfahren anzusehen, die in der Praxis sowohl von Patienten als auch von Therapeuten oft vermieden werden (siehe Kapitel 5.6.2).

5.6.1 Konfrontatives Vorgehen

Mit der direkten Konfrontation der angstbesetzten Situation in Trance kann besonders gut bei umschriebenen Ängsten gearbeitet werden, wenn sich ein klarer Auslöser findet und die Ängste zuvor nicht bestanden haben. Ein Fallbeispiel wurde bereits in Kapitel 4.5 im Rahmen einer Anpassungsstörung beschrieben, bei dem mit ideomotorischen Signalen gearbeitet wurde, die das Erleben in Trance begleiteten. Die Indikationsstellung ist mit der Expositionstherapie der Verhaltenstherapie vergleichbar. Von einem direkten konfrontativen Vorgehen ist abzuraten, wenn die Patienten über keine ausreichend stabile Ich-Struktur verfügen und es sich um eine erhebliche Traumatisierung handelt. Meiner Erfahrung nach können mit konfrontativen freien Assoziationen insbesondere Phobien, Anpassungsstörungen und ggf. leichte Traumatisierungen, die nicht die Kriterien einer Traumafolgestörung erfüllen, effizient behandelt werden. Grundsätzlich ist es sinnvoll, zu Beginn der Behandlung Entspannungs- oder Ressourcenhypnosen durchzuführen, auch um ggf. zu einem angenehmen Ort zu wechseln, wenn Abreaktionen durch angstbesetztes Erleben wider Erwarten unzumutbar werden sollten.

Wie bei einer klassischen Exposition in vivo ist es wichtig, den konkreten Auslöser intensiv erleben zu lassen, damit sich die angstbesetzte »Energie« entladen kann. Der Vorteil einer Hypnose im Gegensatz zu einer In-vivo-Konfrontation besteht darin, auch mit ungewöhnlichen und in der Realität nicht oder nur schwer nachstellbaren Auslösern arbeiten zu können, wie das folgende Beispiel zeigt:

Fallbeispiel Herr N.: Den Wespen gelassen und ruhig entgegentreten

In einem Workshop zu dem Thema, wie man Ängste mit Hypnose behandeln kann, stellt sich ein Teilnehmer für eine Demonstration zur Verfügung, der über große Angst vor Wespen berichtet. Er fühle sich gerade jetzt im Hochsommer sehr eingeschränkt, vermeide es, sich trotz des herrlichen Wetters draußen mit Freunden zu treffen, und es gebe bereits Konflikte mit seiner Freundin, da er keine Lust habe, sich mit ihr in ein Café zu setzen. Sobald eine Wespe auftauche, gerate er nahezu in Panik, er stehe auf und laufe so lange umher, bis sie verschwunden sei, aber dann tauche in der Regel gleich die nächste auf. An die Ursache der Ängste könne er sich nicht erinnern, es sei in den vergangenen Jahren immer schlimmer geworden. Gegenüber anderen Insekten oder auch Spinnen habe er solche übertriebenen Ängste nicht.

Die Hypnose leite ich mit einer kleinen ideomotorischen Übung ein, indem ich den Probanden bitte, seine Handflächen etwa zwei Handbreit auseinander vor seinem Brustkorb zu halten. Ich suggeriere nun eine magnetische Kraft, mit der sich die beiden Handflächen dann nach und nach anziehen und langsam aufeinander zuwandern. Nachdem die Handflächen sich gerade berührt haben, lasse ich den Probanden die Hände auf seine Oberschenkel ablegen und gehe dazu über, das Auftauchen von einer Wespe zu suggerieren, die an seinem Kopf erscheint und sich durch starkes Summen bemerkbar macht. Herr N. führt eine deutliche Abwehrreaktion mit seinem Kopf aus und beschreibt, dass gleich mehrere Wespen um seinen Kopf herumschwirrten. Ich ermuntere ihn, sich zu erlauben, dies einmal geschehen zu lassen und sich selbst möglichst ruhig zu verhalten, auch wenn da gerade ganz viele Wespen auf ihn zugeflogen kämen. Herr N. sagt, ihm falle es sehr schwer, nicht davonzulaufen. Er merke, wie Panik in ihm aufsteige. Das intensive Summen sei unerträglich. Der Proband steht sichtlich unter Spannung, seine Hände umklammern fest seine Oberschenkel, es fließen auch einige Tränen. Ich begleite ihn ermunternd, das Erleben zuzulassen, die Wespen weiter da sein zu lassen und zu schauen, was weiter passiert, obschon es gerade anstrengend ist. Nach einigen Minuten stößt Herr N. einen tiefen Atemzug aus, und die Spannung fällt merklich von ihm ab. Ich frage ihn, was er nun gerade spüren könne, und er berichtet, dass die Wespen noch da seien, er aber nicht mehr so starke Fluchtimpulse habe. Er sei etwas entspannter, obwohl er sich in der Gegenwart dieser Flugtiere immer noch sehr unwohl fühle. Ich lasse die Wespen noch eine Weile um ihn herumschwirren, bis die Spannung weiter nachlässt. Ein paar weitere Seufzer begleiten das Geschehen. Schließlich erzählt er, er sei jetzt zwar von den Tieren sehr genervt, habe aber keine große Angst mehr. An diesem Punkt beenden wir den konfrontativen Teil der Trance, und ich lasse Herrn N. eine angenehme Entspannung erleben, bevor ich die Hypnose wieder ausleite.

Von dem Probanden erhielt ich einige Tage später die Rückmeldung, dass seine Neigung, sich panisch von jeder Wespe fernzuhalten, deutlich nachgelassen habe. Er könne sich nun wieder entspannter nach draußen setzen und mit den Störenfrieden besser umgehen. Auch Cafébesuche seien nun wieder möglich.

Meiner Erfahrung nach kann man bei entsprechender Trancefähigkeit in einer fachgerecht durchgeführten hypnotischen Konfrontation die gleiche Erregungsstärke wie in einer In-vivo-Situation erreichen. Zuweilen tauchen auch durch das Assoziieren bisher unbekannte Auslöser auf, die zum Ursprung der Ängste führen. Durch die Assoziationsarbeit lassen sich diese Aspekte dann ggf. gleich mit bearbeiten, bzw. bieten sie therapeutisches Material für die weiterführende Arbeit.

5.6.2 Ressourcenorientierte Arbeit bei Ängsten

Ressourcenorientierte hypnotherapeutische Arbeit bei Angststörungen ist insbesondere bei Patienten mit Kontraindikationen bezüglich einer Konfrontationstherapie sinnvoll. Dabei kann freies Assoziieren genutzt werden, um geeignete Ressourcen zu finden, die bei der Bewältigung von Ängsten hilfreich sind. Das folgende Beispiel zeigt, wie eine Ressource in Trance gefunden werden kann und dadurch beiläufig die bestehenden agoraphobischen Ängste reduziert werden können, obwohl dies zunächst gar nicht im Vordergrund der Behandlung stand:

Fallbeispiel Frau H.: Mit dem Zug in die Tropfsteinhöhle

Frau H. (Mitte 40) befindet sich aufgrund einer ausgeprägten Agoraphobie mit Panikstörung sowie bestehender mittelgradiger Depression in vollstationärer Behandlung in einer psychosomatischen Fachklinik. Seit ca. drei Jahren hat die Lehrerin das Haus ohne Begleitung praktisch nicht verlassen können. Es liegt eine Hypertonie vor, die sich wegen der »Dauerexposition« durch die Abwesenheit von zu Hause in dem klinischen Setting deutlich verschlechtert hat. Da eine Kontraindikation für verhaltenstherapeutische Konfrontationstherapie besteht, werde ich darum gebeten, die Patientin mit Hypnose zu behandeln. Dabei steht zunächst die Förderung des Entspannungserlebens im Vordergrund, womit die hohe Anspannung und auch die Hypertonieneigung reduziert werden sollen.

Im Vorgespräch frage ich die Patientin, in welcher Situation sie sich in ihrem Leben frei und gelöst erlebt habe, und sie berichtet recht spontan, dass sie nach dem Abitur mit dem Zug durch halb Europa gereist sei. Vollkommen unbekümmert sei sie damals gewesen, habe alle Schwierigkeiten und Herausforderungen, die mit einer Reise durch verschiedene Länder verbunden gewesen sind, gut meistern können und sich überhaupt nicht davor gefürchtet. Ich nehme die Ressource, mit dem Zug an einen angenehmen Ort zu fahren, als Stichwort für die Hypnose mit, um dies als Anstoß für freie Assoziationen zu nutzen.

Frau H. geht gut durch das Erleben des Körpers in Kontakt mit dem Sessel und dem Boden in Trance. Das freie Assoziieren stoße ich an, indem ich die Patientin mit dem Zug reisen lasse und sie auf die Suche nach einem angenehmen Ort schicke. Sie soll einfach schauen, wo sie die Reise hinführt und an welchen Ort sie gelangt. Es dauert nicht lange, und die Patientin schildert – sichtlich verwundert –, sich in einer Tropfsteinhöhle in Italien wiederzufinden. »Das ist sehr seltsam«, kommentiert sie, »denn es ist recht eng hier drin, und ich kann nirgends einen Ausgang sehen. Eigentlich müsste ich panisch werden. Aber ich fühle mich hier sehr wohl, und es ist angenehm kühl.« Ich lasse mir all die Wahrnehmungen beschreiben und ermuntere die Patientin abzuwarten, was sich weiter zeigt und was sich in ihrem Erleben entwickelt. Sie berichtet über all die Stalaktiten, die schönen Farben und das Lichtspiel, das sich zeigt, und auch über eine angenehme Kühle, die in der Höhle herrscht. Ich vertiefe dieses Erleben, indem ich die Beschreibungen der Patientin in entsprechende Suggestionen verpacke und zugleich offenlasse, was sich weiter entwickelt. Die Patientin erzählt von einem angenehmen, entspannten Erleben, das ich zum Abschluss weiter vertiefe. Mit posthypnotischen Suggestionen, die das Entspannungserleben auch nach der Hypnose weiter erlebbar machen sollen, beende ich die Trance.

Die Patientin ist völlig verblüfft, da sie sich aktuell nicht im Ansatz vorstellen könne, in einer Tropfsteinhöhle zu verweilen. Sie sei auch über das angenehme Gefühl der Kühle sehr überrascht gewesen, und alles habe sich vollkommen stimmig angefühlt.

Eine Woche später berichtet die Patientin verwundert, dass sie – nach über drei Jahren das erste Mal (!) – plötzlich spontan habe einkaufen gehen können. Sie sei von Mitpatientinnen angesprochen worden, ins Stadtzentrum mitzukommen, das sich ca. zwei Kilometer von der Klinik entfernt befindet. Sie habe einfach, ohne groß darüber nachzudenken, zugesagt, da sie sich gut gefühlt habe. Mehrere Stunden seien sie unterwegs gewesen, und es habe sich fast

»normal« angefühlt. Wir führen noch einmal eine reine Suggestionshypnose mit dem Erleben in der Tropfsteinhöhle durch, wovon ich auch eine Tonbandaufnahme anfertige und der Patientin zur Verfügung stelle. Diese hört sie sich immer wieder an, und im Verlauf der stationären Behandlung können die Ängste deutlich weiter abgebaut werden, und auch die hypertensive Neigung reduziert sich.

Dieser Fall steht beispielhaft dafür, wie sich nach hypnotherapeutischen Sitzungen zuweilen absichtslos und ohne geplante Expositionen plötzlich Veränderungen auf der Handlungsebene ergeben, denen die Patienten ohne großes Nachdenken spontan nachgehen. Da diese Handlungen dann in der Regel ohne große Furcht und Ängste erlebt werden, kommt es zu einer unwillkürlich korrigierenden Erfahrung, was gleichzeitig das Selbstvertrauen in die eigenen Fähigkeiten verstärkt und die Handlungskompetenzen spürbar werden lässt. Auf diese Weise wird zuvor vermiedenes Verhalten wieder ausgeübt. Dies ist der große Vorteil gegenüber konventionellen Konfrontationstherapien, die meistens sehr aversiv erlebt werden und häufig – trotz Indikation im Rahmen einer leitliniengerechten Therapie – sowohl von Patienten- als auch von Therapeutenseite vermieden werden (Moritz et al. 2019; Pittig et al. 2019). Es ist daher sehr bedauerlich, dass diese therapeutischen Schätze der Hypnotherapie bisher keine nennenswerte Rolle in der konventionellen Angstbehandlung spielen und auch wissenschaftlich in qualitativ hochwertigen Studien noch nicht ausreichend untersucht wurden, um mehr als ein heuristisches Verfahren darzustellen.

5.7 Trauerbewältigung

Hypnotherapeutische Vorgehensweisen haben sich seit vielen Jahren als sehr effektiv und wirksam erwiesen, Patientinnen dabei zu helfen, mit dem Verlust von wichtigen Bezugspersonen umzugehen (siehe dazu z. B. Kachler 2022). Freies Assoziieren in der Trauerbegleitung ermöglicht ein sehr individuelles Vorgehen, um den Tod von geliebten Menschen – oder auch Tieren – zu verarbeiten und dabei den eigenen persönlichen Weg zu finden. Auch hier lassen sich die vielfältigen Möglichkeiten am besten anhand von Fallbeispielen darstellen:

Fallbeispiel Frau L.: Mit der Mutter am Sterbebett

Frau L. leidet an einer ausgeprägten generalisierten Angststörung, und während der Biografiearbeit zeigt sich, dass die Ängste seit dem Tod der Mutter vor ca. sieben Jahren gravierend zugenommen haben. Die Patientin schildert, sich mit dem Tod der Mutter bisher nie konkret beschäftigt zu haben, und sie vermeide es eher, daran zu denken. Sie kann sich darauf einlassen, sich in einer Hypnose damit auseinanderzusetzen.

In einer ersten Sitzung zu dieser Thematik lasse ich in der Trance das Bild der Mutter auftauchen, zu dem die Patientin frei assoziieren soll. Die Patientin erlebt, wie sie bei ihrer Mutter sitzt und sich plötzlich viel Ärger, Wut und Traurigkeit einstellen. Sie spürt, wie ärgerlich sie darüber ist, dass ihre Mutter ihr die Schwere ihrer Erkrankung so lange verschwiegen habe, und sie erst kurz vor ihrem Tod erfahren musste, dass ihre Mutter nicht mehr lange zu leben hatte. Dadurch sei ihnen viel gemeinsame Zeit genommen worden, da die Patientin sich gerne mehr um ihre Mutter gekümmert und mehr Zeit mit ihr verbracht hätte. In der Trance gelingt es der Patientin, der Mutter über all diesen Ärger im Detail zu berichten, und darüber, wie schlecht es ihr nach ihrem Tod ging und wie sehr sie sich im Stich gelassen fühlte, als hätte ihr jemand den Boden unter den Füßen weggerissen. Die Patientin erlebt weiter, wie ihre Mutter ihr sagt, wie leid ihr dies tue und dass sie sie nicht durch ihre Krankheit habe belasten wollen. Sie betont, wie stark sie ihre Tochter erlebe und wie viel sie ihr zutraue. Hier gebe ich die Worte der Patientin wieder und begebe mich, meinem Impuls folgend, einmal stellvertretend in die Rolle der Mutter, um die hilfreichen Suggestionen zu verstärken (dies sind Formulierungen wie *»Ich weiß, dass du für deine Kinder gut da sein wirst und ihnen alles geben kannst, was sie brauchen«*, *»Du bist eine starke Frau, ich bin so stolz auf dich!«* etc.). Frau L. empfindet die Worte als sehr passend und merkt im Nachgang an, das Gefühl gehabt zu haben, dass tatsächlich ihre Mutter zu ihr gesprochen habe und sie das Vertrauen, das ihre Mutter in sie setze, deutlich habe spüren können. Von diesen Suggestionen machen wir später eine Tonaufnahme, die sich die Patientin regelmäßig anhört.

In der darauffolgenden Sitzung lasse ich die Mutter erneut in der Hypnose auftauchen, und dieses Mal findet sich die Patientin im Rahmen der freien Assoziation direkt am Sterbebett der Mutter wieder. Frau L. spricht direkt zu ihrer Mutter und sagt ihr, dass sie sie liebe, dass sie ihr dafür danke, wie sie geworden sei, und dass sie so selbständig geworden sei. Sie sitzt lange an deren Bett und hält deren Hand. Die Patientin kann im Verlauf immer mehr Ruhe und Stille spüren, die angenehm sind. In dieser Trance lasse ich zahlreiche Pausen, in denen ich nichts sage, sondern der Patientin Zeit gebe, innerlich intensiv den Kontakt mit ihrer Mutter zu erleben. Gelegentlich frage ich nach, was bei der Patientin gerade los sei und welche Wahrnehmungen gerade da seien. Da ich die Patientin aus zahlreichen Trancen kenne und weiß, wie gut ihr inneres Erleben ist, frage ich nicht zu viel nach Details, um die Trance nicht unnötig zu stören. Gegen Ende der Sitzung merkt man, dass es sich noch nicht stimmig anfühlt, von der Mutter wegzugehen. Ich leite die Patientin an und sage ihr, sie könne weiter bei der Mutter am Bett sitzen und deren Hand halten, auch wenn wir die Trance nun beenden. Ich verstärke die Patientin, sich den Raum und die Zeit zu nehmen, die sie benötigt, um sich von ihrer Mutter zu verabschieden. Am Ende lasse ich sie das angenehme Gefühl von Leichtigkeit, Ruhe und Stille, das sie im Verlauf der Trance immer wieder geschildert hat, im Körper wahrnehmen. Die Patientin berichtet, sie halte weiter die Hand ihrer Mutter, und das fühle sich genau richtig an. Ich leite die Trance schließlich aus, indem ich der Patientin versichere, dass sie weiter bei ihrer Mutter sein und deren Hand so lange halten könne, wie sie möchte.

In den folgenden Wochen und Monaten frage ich immer mal wieder nach, wie es ihr in Bezug auf ihre Mutter gehe, und die Patientin erzählt, sie halte innerlich weiter deren Hand, und dies fühle sich richtig so an. Sie beschreibt, sich nun in Bezug auf den Tod der Mutter deutlich entlastet zu fühlen.

Im folgenden Beispiel ist dargestellt, wie sich im Verlauf einer Sitzung auch herausstellen kann, dass bereits eine gute Trauerbewältigung stattgefunden hat und in dieser Hinsicht keine weitere therapeutische Unterstützung notwendig ist:

Fallbeispiel Frau R.: Im Kontakt mit dem verstorbenen Sohn

Frau R. begibt sich in eine teilstationäre Reha-Maßnahme, unter anderem um sich weiter mit ihrer Trauer um ihren vor rund zehn Jahren an einem Krebsleiden verstorbenen Sohn, der damals 19 Jahre alt war, auseinanderzusetzen. Die Patientin schildert, sie sei nicht sicher, ob sie die Trauer gut verarbeitet habe und sich da »eventuell noch etwas verbirgt« und sie irgendwann einmal »in ein Loch fallen könnte«. Ich schlage daher eine Hypnose vor, um dieser Frage auf den Grund zu gehen, gebe als Stichwörter für freies Assoziieren den »Tod des Sohnes mit 19 Jahren« mit der direkten Frage »Verbirgt sich da noch etwas?« hinein und ermuntere die Patientin, zu diesen Aspekten einmal alles auftauchen zu lassen. Die Patientin assoziiert recht schnell eine Reihe von Szenen mit ihrem schwerkranken Sohn, wenige Wochen vor seinem Tod. Sie spürt, dass sie dem Tod direkt ins Auge gesehen hat und wie sie gemeinsam mit dem Sohn all die Traurigkeit über das nahende Ende erlebt hat. Sie erlebt noch einmal bewusst, dass sie viel Zeit hatte, sich zu verabschieden, und trotz all der Belastungen einen schönen letzten Sommer mit ihm verleben konnte. Sie kann wahrnehmen, wie die Bindung zu ihrem Sohn noch einmal sehr eng wird, was sie körperlich im Bereich des Herzens durch Wärme spürt. Sie berichtet im weiteren Verlauf, sie habe Rituale an seinem Geburtstag und seinem Todestag etabliert. Und schließlich wird ihr bewusst, dass da kein »Loch« oder irgendetwas anderes »lauert«, was noch nicht verarbeitet wurde und sie abstürzen lassen könnte. Die Patientin erinnert sich an Situationen, in denen ihr dies eher von anderen Menschen »eingeredet« worden sei, da sie nach dem Tod des Sohnes keine schwere Trauerphase gehabt habe. Frau R. kann nun spüren, dass sie die intensive Trauer während des Sterbeprozesses bereits durchlaufen hat und dies sogar gemeinsam mit ihrem Sohn erleben konnte. Sie kann plötzlich eine tiefe Dankbarkeit dafür wahrnehmen, dass dies so möglich war. Und am Ende der Trance ist ihr ganz klar: Da ist nichts mehr offengeblieben. Sie ist mit sich und dem Tod ihres Sohnes vollkommen im Reinen. Die Unsicherheit darüber kann sie nun ganz klar ihrem Umfeld zuordnen, das ihr immer wieder »suggeriert« habe, den Tod ihres Sohnes doch sicher noch nicht verarbeitet zu haben. Mit dieser Erkenntnis kommt die Patientin erleichtert aus der Trance heraus und ist froh, diese Frage nun abschließend für sich geklärt zu haben.

Besonders belastend sind Situationen, in denen Trauernde keine Möglichkeit mehr hatten, sich von nahestehenden Menschen zu verabschieden, vor allem wenn noch ungeklärte Konflikte im Raum standen. Insbesondere der Tod von jungen Personen, mit deren Versterben überhaupt nicht gerechnet wurde, kann zu erheblichen psychischen Beeinträchtigungen führen. Im folgenden Beispiel sei einmal dargestellt, wie eine posthume Klärung in einer emotional sehr aufwühlenden Hypnose erreicht werden konnte:

Fallbeispiel Herr U.: Mit dem Bruder im Unfallwagen

Herr U. (Anfang 30) befindet sich wegen Depressionen in einer vollstationären Behandlung in einer Fachklinik. Er berichtet, durch den Unfalltod des zwei Jahre jüngeren Bruders sehr belastet zu sein, der erst wenige Monate her sei. Er leide besonders darunter, dass er sich bei dem letzten Kontakt mit ihm am Tag vor dem Unfallereignis sehr gestritten habe und er ihn mit beleidigenden Worten habe stehen lassen. Es tue ihm unendlich leid, sich nicht mehr entschuldigen zu können, und er leide nun unter sehr starken Schuldgefühlen, die seinen ganzen Alltag bestimmten. Gleichzeitig merke er auch, dass er seinem Bruder gegenüber ärgerlich sei, der durch seinen Tod eine Klärung des Konflikts verhindert habe. Darüber sei er selbst erschrocken und schäme sich, denn der Bruder habe sich ja nicht umbringen wollen. Er habe das Gefühl, seine Traurigkeit und Schuldgefühle fräßen ihn langsam auf. Ich schlage Herrn U. eine Hypnose vor, auf die er sich gerne einlässt, und lasse den Bruder nach Induktion und Vertiefung auftauchen, um so das freie Assoziieren anzustoßen.

Interessanterweise sieht sich Herr U. nach diesem Anstoß recht bald in der Rolle seines eigenen Bruders in dessen Auto kurz vor dem Unfall wieder. Er erlebt und beschreibt in allen Einzelheiten den Hergang des Unfalls, den sein Bruder mit dem Wagen gehabt hat. Durch tagelang anhaltenden Regen und Herbstlaub sei die Fahrbahn nass und rutschig gewesen. In einer engen Kurve habe der Bruder die Kontrolle über das Fahrzeug verloren und sei mit dem Auto in hoher Geschwindigkeit auf ein Feld gefahren, wo der Wagen sich überschlagen habe. Durch den vielen Regen habe das Feld unter Wasser gestanden, und als das Auto auf dem Dach liegen geblieben sei, habe sich der Bruder nicht befreien können und sei in dem stehenden Wasser ertrunken. Die Einzelheiten, wie Herr U. sie schildert und emotional erlebt, sind so belastend und intensiv, dass ich mich hin- und hergerissen fühle, ob ich die Hypnose so weiterlaufen lassen oder besser unterbrechen sollte. Meine Intuition rät mir schließlich, dem Patienten das Erleben zu ermöglichen, auch unter dem Aspekt der gegebenen vollstationären Behandlung und anschließenden engmaschigen Betreuungsmöglichkeiten. Nachdem der Patient den Unfalltod des Bruders innerlich erlebt hat, tritt er schließlich in einen Dialog mit seinem Bruder und entschuldigt sich unter Tränen dafür, ihn bei ihrem letzten Treffen zum Schluss beleidigt zu haben. Er berichtet, sein Bruder lache darüber ein bisschen und sage, dass er das gar nicht als beleidigend erlebt habe. Ich frage Herrn U., ob er sich noch etwas von seinem Bruder wünsche. »Ich würde ihn gerne noch einmal in den Arm nehmen«, so seine Antwort, woraufhin ich ihm vorschlage, dies einmal zu tun, und dazu ein Kissen anbiete, das ich in meinem Büro griffbereit habe. Herr U. beugt sich – immer noch in tiefer Trance befindlich – auf seinem Stuhl nach vorne, nimmt das Kissen und erlebt innerlich eine sehr emotionale und von tiefer Zuneigung geprägte Umarmung mit dem verstorbenen Bruder. Er schildert, wie dieser sich nun verabschiedet und aus dem Zimmer geht. Von dem Patienten scheint in diesem Moment sehr viel Spannung abzufallen, die zuvor sehr verzerrten Gesichtszüge glätten sich, und von einem auf den anderen Moment wirkt er beinahe heiter. Ich leite die Trance aus und nehme mir dafür mehrere Minuten Zeit.

Als ich Herrn U. nach der Reorientierung frage, wie es ihm gehe, sagt er etwas irritiert: »Es geht mir richtig gut, sagen Sie, kann es sein, dass mein Bruder hier im Raum war?« Wie sich herausstellt, kann sich der Patient an den Inhalt der Hypnosesitzung gar nicht erinnern. Ich merke, dass ich darüber fast erleichtert bin, und denke, dass die innere Instanz dieses Patienten ihm damit gerade sicher einen guten Dienst erweist. Er berichtet, wie überrascht er sei, wie gut es ihm plötzlich gehe und dass sich so etwas »wie ein Knoten« gelöst habe.

In den folgenden Tagen erzählt Herr U., dass das nachhaltig entlastende Gefühl nach der Hypnose anhalte. Auf den Inhalt gehen wir nicht näher ein. Es ist eine der ganz wenigen Sitzungen, bei denen ich erlebt habe, dass Patienten eine vollständige Amnesie für die Inhalte der Hypnose entwickelt haben. Aufgrund der stabilen Ich-Struktur des Patienten können die stellvertretend erlebten traumatischen Ereignisse gut verarbeitet werden, und Herr U. zeigte sich weder direkt nach der Sitzung noch in den darauffolgenden Tagen und Wochen der Weiterbehandlung in irgendeiner Form beeinträchtigt. Zum Entlassungszeitpunkt merkte er an, er sei mit dem Tod des Bruders im Reinen und hege keine Schuldgefühle mehr. Er wolle auch gar nicht weiter wissen, was in der Hypnose so alles passiert sei.

5.8 Unerwünschte Verhaltensweisen

Freies Assoziieren lässt sich sehr gut bei unerwünschten Verhaltensweisen anwenden, um den zugrundeliegenden Ursachen auf die Spur zu kommen und diese im Idealfall gleich »neu zu verhandeln«. Die folgenden Beispiele zeigen zwei besonders häufige Anliegen, mit denen Patienten einen Hypnotherapeuten aufsuchen: den Wunsch nach Gewichtsreduktion und die Raucherentwöhnung.

5.8.1 Umgang mit Essanfällen und Gewichtsreduktion

Hypnotherapeuten werden häufig mit dem Wunsch nach Gewichtsreduktion sowie Veränderung von übermäßigem Essverhalten aufgesucht. In solchen Fällen finde ich es sehr hilfreich, im Anamnesegespräch sorgfältig im Rahmen einer Verhaltensanalyse festzustellen, welche Stimuli und Situationen die genauen Auslöser dafür bieten und welche Reaktionen sich beim Patienten zeigen, da sich eine solche Situation für den Anstoß zu freien Assoziationen gut nutzen lässt. In der Hypnose kann man dann genau diese Situation innerlich erleben lassen, um von dort aus mit freien Assoziationen zu starten und den Patienten eine Lösung für sich finden zu lassen, wie in dem folgenden Beispiel deutlich wird:

Fallbeispiel Herr S.: Essanfälle und die Suche dem eigenen Raum

Herr S. befindet sich aufgrund eines Morbus Bechterew in einer Rheumatagesklinik, in der auch psychosomatische Gespräche stattfinden. Im ersten Gespräch berichtet er über eine depressive Symptomatik, mit der er sich bereits seit einigen Jahren in Behandlung befinde. Aktuell gehe es ihm psychisch recht gut, er leide jedoch schon seit einer ganzen Weile unter allabendlichen Essattacken, wobei er große Mengen an Süßigkeiten verschlinge. Er habe das Gefühl, dass es mit seinem Frust zusammenhängen könnte, abends allein auf dem Sofa zu sitzen, während seine Freundin bereits sehr früh zu Bett gehe, da es ihr psychisch nicht besonders gut gehe. Gerne würde er auch mehr unternehmen und mit Leuten unterwegs sein. Er fühle sich in der Beziehung daher eingeengt und halte sich mit seinen Wünschen meistens sehr zurück. Im Rahmen eines SORCK-Modells erarbeiten wir die genauen Auslöser und Stimuli, die zusammenkommen, damit ein Essanfall ausgelöst wird: abends allein auf dem Sofa sitzen, die Freundin liegt im Bett, Süßigkeiten befinden sich im Haus. Ich schlage eine Hypnose vor, die genau dort ansetzt, wo er normalerweise eine Naschattacke erlebt.

Herr S. geht leicht in Trance und kann sich selbst abends gegen 21 Uhr auf dem Sofa in der Wohnung sitzen sehen, während sich seine Freundin zurückgezogen hat. Das freie Assoziieren stoße ich mit folgenden Formulierungen an:

»... und wenn Sie da jetzt so auf dem Sofa sitzen, alleine, da Ihre Freundin bereits ins Bett gegangen ist, und Sie so durch das Zimmer blicken ... die Süßigkeiten stehen auf dem Tisch ... erlauben Sie sich einfach einmal zu schauen, was spontan auftaucht ...«

Herr S. sagt etwas erstaunt, dass er Ärger empfinde, sowie den Drang, endlich mal wieder etwas zu unternehmen. Er steigt in sein Auto, um irgendwo hinzufahren und jemanden zu treffen. Und zwar jemanden, mit dem er mal in Ruhe reden kann, und wo es mal um ihn und seine Probleme geht. Mit einem Mal sieht er dann eine eigene Wohnung vor sich, in die es ihn hinzieht. Er sitzt plötzlich dort in einem Wohnzimmer auf einem Sofa, wo er Raum für sich hat und eine angenehme Ruhe genießen kann. An diesem Punkt berichtet der Patient, seine Freundin wolle unbedingt ein gemeinsames Haus mit ihm bewohnen, für ihn hingegen komme das eigentlich nicht in Frage. Er vermeide dieses Thema meistens, da er sich bisher nicht getraut habe, offen zu sagen, er könne sich dies gerade noch nicht vorstellen. Er habe Sorge, dass dies ihre Beziehung gefährden könne. Gleichzeitig spüre er nun die angenehme Ruhe und kann es sich erlauben, eine ganze Weile in Ruhe so dazusitzen, seine Freiheit zu genießen, ohne sich schuldig zu fühlen oder für irgendetwas rechtfertigen zu müssen. Dieses Gefühl breitet sich im Körper immer mehr aus.

Zum Ende der Sitzung kommend und da sich aus der letzten Situation auch nichts mehr weiterentwickelt, frage ich den Patienten, was denn mit dem Gedanken an Süßigkeiten sei. Verwundert bemerkt er, dass er daran überhaupt nicht mehr gedacht habe. Mit einigen posthypnotischen Suggestionen, die die angenehmen Wahrnehmungen von Ruhe und Freiheit mit aufgreifen, beende ich die Trance.

Eine Woche später schildert der Patient, er sei ganz verwundert, was sich in der Woche so alles getan habe. An die Hypnose könne er sich kaum erinnern, aber er habe mit seiner Freundin gesprochen und ihr ehrlich gesagt, dass er sich das mit einem gemeinsamen Haus gerade nicht vorstellen könne. Sie habe das akzeptiert, und es habe ihre Beziehung nicht weiter belastet. Er habe auch keine Essanfälle mehr und bereits zwei Kilo abgenommen.

Dies ist ein Beispiel, bei dem sich das freie Assoziieren ohne jegliche Steuerung oder Eingeben von Impulsen durch die Therapeutin durchzieht und der Patient ausschließlich eine empathische Begleitung benötigt, durch die das freie Assoziieren weiter angestoßen wird. Es lässt eindrucksvoll erkennen, dass es oft nur eines kleinen »Stupsers« bedarf, indem der Patient durch den Trancezustand zu seinen eigenen Ressourcen gelangt, um eine Klärung und Lösung für sich zu finden. Wie stark unbewusste Prozesse dabei eine Rolle spielen, zeigt sich hier auch ganz deutlich, da der Patient tatsächlich keinerlei bewusste Erinnerung mehr an den Inhalt der Trance hatte und gleichzeitig aktiv die notwendigen Schritte vollzieht, um den Auslöser der Essattacken erfolgreich zu beseitigen. Es ist zudem ein Beispiel dafür, wie sich eine Kombination von strukturiert-kognitiven Elementen für die Vorbereitung einer Trance mit der anschließenden intuitiven Ressourcensuche in Hypnose exzellent verbinden lässt. Auf diese Weise kann sehr fokussiert und effizient an Problemverhalten gearbeitet werden. Es ist jedoch wichtig anzumerken, dass komplexe Essstörungen wie eine Bulimie oder Anorexie nicht durch solche Interventionen »geheilt« werden können. Die Arbeit mit freien Assoziationen kann bei manifesten Essstörungen ggf. unbewusste Funktionalitäten deutlich werden lassen und störungsspezifische Ansätze sinnvoll ergänzen.

5.8.2 Raucherentwöhnung

Die Raucherentwöhnung ist eine der bekanntesten Einsatzgebiete der Hypnose überhaupt, entsprechend häufig wird man als Hypnotherapeutin danach gefragt. Die Studienlage zur Wirksamkeit der Hypnose ist dabei insbesondere aufgrund der meist sehr heterogenen Studiendesigns weniger aussagekräftig und eindeutig, als viele annehmen. Der wissenschaftliche Beirat Psychotherapie schätzt die wissenschaftlichen Belege für die Wirksamkeit der Hypnose bei der Raucherentwöhnung aber insgesamt als hinreichend ein, und in den Leitlinien zur Tabakentwöhnung wird Hypnose als Möglichkeit explizit erwähnt (Gerl et al. 2015).

Es ist bekannt, dass eine langfristige Nikotinabstinenz nur erreicht werden kann, wenn ausreichend hohe intrinsische Bereitschaft und

Motivation vorliegen, und auch der »richtige« Zeitpunkt dafür ist entscheidend. Bei so manchem Abstinenzwilligen liegen psychische Beschwerdebilder vor, so dass ein Nikotinentzug ohne tiefergehende psychotherapeutische Behandlung kontraindiziert ist, falls mit einer unangemessenen Labilisierung zu rechnen ist, die dramatische Folgen haben kann (Gerl et al. 2015).

Das freie Assoziieren eignet sich daher gut für eine sehr individuelle Arbeit im Rahmen der Tabakentwöhnung, insbesondere wenn noch nicht klar ist, ob die persönliche Motivation ausreicht und die äußeren Gegebenheiten stimmig sind. Im folgenden Beispiel wird ein Fall geschildert, bei dem sich im Verlauf der hypnotherapeutischen Arbeit zeigt, dass eine Patientin aufgrund der hohen Funktionalität das Rauchen (noch) nicht aufgeben kann. Solche Erkenntnisse sind insbesondere dann hilfreich, wenn die Verhaltensänderung aktuell nicht so umgesetzt werden kann, wie sich dies Patientin und Therapeutin ja in der Regel wünschen.

Fallbeispiel Frau R.: Die Zigarette als guten Freund entlarven

Frau R. befindet sich wegen einer depressiven Symptomatik in psychotherapeutischer vollstationärer Behandlung. Körperlich ist die Patientin zudem aufgrund einer sehr ausgeprägten COPD eingeschränkt, und von ihren behandelnden Ärzten wurde bereits zeitnah das Tragen eines Sauerstoffgeräts empfohlen. Die Patientin berichtet, dass sie täglich mehr als 50 Zigaretten rauche und trotz der erheblichen schädigenden Wirkung nicht davon loskomme. Sie wünsche sich daher neben der Behandlung der Depression auch eine Raucherentwöhnung, da »ihr Leben davon abhänge«. Mit verhaltenstherapeutischen Interventionen kann die Patientin recht schnell die Anzahl der gerauchten Zigaretten deutlich auf unter 20 pro Tag reduzieren. Dabei spürt sie bereits eine deutliche Besserung der körperlichen Leistungseinschränkungen. Eine weitere Reduktion der täglich gerauchten Zigaretten gelingt dann jedoch nicht, und die behandelnde Kollegin fragt mich nach der Möglichkeit einer Hypnosebehandlung.

Im Rahmen einer Trance lasse ich die Patientin durch freies Assoziieren eine typische Situation erleben, in der sie normalerweise viel raucht. Spontan taucht das Zusammensein mit netten Kolleginnen und Freundinnen auf, wobei die Patientin ein intensives Gemeinschaftsgefühl erlebt, was mit dem gemeinsamen Rauchen entsteht. Die Funktion der Zigarette als verbindendes Element wird schließlich so deutlich spürbar, dass die Patientin am Ende der Trance sehr tief seufzt und meint: »Ich merke gerade, dass die Zigarette wie ein guter Freund für mich ist. Wenn ich sie ganz aufgebe, habe ich das Gefühl, einen guten Freund zu verlieren. Es würde sich fast wie Verrat anfühlen, und es wäre ein entsetzlicher Verlust! Das schaffe ich einfach gerade nicht!« Die Patientin kann gleichzeitig so etwas wie Erleichterung wahrnehmen, da sie sich nun entscheiden kann, den Kampf gegen das Rauchen nicht weiterzuführen, sondern – trotz aller schädlichen Nachteile der Zigaretten – dafür, vorerst weiter zu rauchen. Sie kann zudem spüren, dass sie bereits mit der Reduktion von über 50 auf unter 20 Zigaretten am Tag recht zufrieden ist und sich aktuell gar nicht weiter mit dem völligen Abgewöhnen des Rauchens beschäftigen möchte. Um eine Tür für eine spätere Entscheidung, das Rauchen doch noch vollständig aufzugeben, offenzuhalten, habe ich zum Ende dieser Trance folgende posthypnotische Suggestionen verwendet:

»... und auch wenn jetzt aktuell nicht der richtige Zeitpunkt zu sein scheint, mit dem Rauchen ganz aufzuhören ... so kann es da einen späteren Zeitpunkt geben ... und Ihr Unbewusstes wird wissen, wann dieser Zeitpunkt gekommen ist ... wo es Ihnen ganz leichtfallen wird ... und vielleicht wie von selbst geschehen kann ... Und dass Sie dann vielleicht einen anderen Freund gefunden haben ... einen, der langfristig gut für Sie ist ... so dass Sie all das nicht mehr benötigen, was jetzt noch unersetzbar erscheint ... Irgendwann, wenn diese Zeit gekommen ist, werden Sie sich ganz befreit und leicht fühlen können ... frei und leicht ... und wie befreit aufatmen ... Und jetzt dürfen Sie mit jedem Atemzug, der sich immer freier und frischer anfühlt, in Ihrem Tempo wieder ins Hier und Jetzt zurückkommen ...«

Dieses Beispiel zeigt, dass durch freies Assoziieren auch die Entscheidung für das Beibehalten einer unerwünschten Verhaltensweise fallen kann. Auch wenn sich Patientin und Therapeutin etwas anderes wünschen, so kann der Kampf dagegen aufgegeben werden, und ggf. können damit einhergehende Selbstabwertungen und die Aufwendung unnötiger Kräfte eingestellt werden. Gleichzeitig sollte in solchen Fällen posthypnotisch suggeriert werden, dass es zu einem anderen Zeitpunkt und unter anderen Umständen auch einmal eine klare Entscheidung für das Einstellen unerwünschter Verhaltensweisen geben kann und dass die Patientin dazu grundsätzlich in der Lage sein wird. Dies soll sicherstellen, dass die Patientinnen nicht das Gefühl von »Versagen« erleben, gleichwohl sie sich etwas anderes gewünscht hätten, was aktuell aber noch nicht realistisch und umsetzbar ist. Neben dem oben genannten Text sei hier noch eine weitere Beispielformulierung für eine solche Situation gegeben:

> »Und auch wenn Sie aktuell erleben, dass [unerwünschtes Verhalten benennen] ... so werden Sie vielleicht überrascht sein, dass sich früher oder später wie von selbst dieses Gefühl, was Sie jetzt gerade haben, auch ändern kann ... auch wenn es nicht nötig ist, dies jetzt und gleich zu erreichen ... und gleichzeitig kann es wie von selbst geschehen, dass [hier können positive Formulierungen platziert werden, die dem unerwünschten Verhalten entgegenwirken, und Wahrnehmungen stehen, die erlebt werden, wenn das unerwünschte Verhalten aufgegeben wurde] ...«

5.9 Freies Assoziieren bei psychosomatischen Symptomen und körperbezogenen Ängsten

Ängste mit Bezug auf den Körper finden sich bei psychosomatischen Patienten recht häufig und können sich als Somatisierungsstörung, hypochondrische Ängste oder auch infolge von z. B. onkologischen oder anderen schweren Erkrankungen ergeben. Körperbezogene Ängste und psychosomatische Symptome eignen sich besonders gut für freies Assoziieren in Hypnose. Gerade Patienten, die Schwierigkeiten haben, ihre Beschwerden in Worte zu fassen und Emotionen wahrzunehmen, profitieren von dieser Arbeit, da sich in der Trance auch sehr abstrakte und symbolische Wahrnehmungen zeigen können und es nicht darum geht, alles genau zu verstehen oder zu beschreiben. Ich persönlich schätze diese Art der Arbeit auch, schließlich lassen sich hier hypnotherapeutische und körpertherapeutische Ansätze in sehr eleganter Weise kombinieren, durch die nachhaltige Veränderungen häufig recht schnell eintreten können. Meines Erachtens lassen sich in vielen Bereichen Hypnotherapie und Körperpsychotherapie nicht wirklich voneinander trennen, bezieht man doch bei der Anwendung beider Methoden Trancezustände – gezielt oder ungezielt – sowie die Arbeit mit dem Körper mit ein. In der Literatur finden sich inzwischen zahllose Vorgehensweise, mit körperbezogenen und psychosomatischen Ängsten und Beschwerden umzugehen. Sabine Fruth etwa beschreibt in ihrem Ansatz der »Imaginativen Körperreisen« neben einem sehr strukturierten Vorgehen auch Möglichkeiten, die Spielraum für freie Assoziationen bieten, um die Patienten individuelle Lösungsmöglichkeiten für ihre Beschwerden finden zu lassen (Fruth 2021).

Das grundsätzliche Vorgehen bei der Arbeit mit freien Assoziationen bei psychosomatischen Beschwerden und körperbezogenen Ängsten entspricht den bereits beschriebenen Interventionen in den vorangegangenen Kapiteln. Der Patient wird in einen Trancezustand versetzt, um Raum für das Auftauchen von Körpersymptomen zu geben und daraus in freies Assoziieren überzugehen. Auf diese Weise kann sich das Symptom in aller Freiheit mit all seinen Bedeutungen zeigen. Oftmals ergeben sich dadurch erhellende Einsichten über die Ursachen und Bedürfnisse von Patienten, die zuweilen bereits während der Hypnosesitzung bearbeitet werden können und zu einer Linderung der Problematik führen. Meines Erachtens ist es jedoch wichtig zu betonen, dass auftauchende Assoziationen und hypnotisches Erleben keine absoluten Wahrheiten darstellen und es auch nicht zwingend erforderlich ist, den genauen Ursachen auf die Spur zu kommen. Was auch immer zu den Problemen geführt haben mag, sind die Aktivierung von Ressourcen und die Linderung der Beschwerden das eigentliche Bestreben psychotherapeutischer Arbeit.

Die Schritte können dabei wie folgt grob eingeteilt werden:

- Induktion der Trance und Vertiefung
- Auftauchenlassen des Körpersymptoms
- Freies Assoziieren anstoßen und dem Weg der Assoziationen folgen
- Ggf. posthypnotische Suggestionen und Verankern einer entdeckten Ressource
- Ausleitung der Trance

Dazu wieder einige Fallbeispiele aus der praktischen Arbeit:

Fallbeispiel Herr H.: Abstrakte Wahrnehmungen von Brustenge und Herzangst

Herr H. (37 Jahre) begibt sich aufgrund einer seit vielen Monaten bestehenden »Herzangst« in teilstationäre psychosomatische Behandlung. Mehrfach hat er wegen des Gefühls von Brustenge einen Notarzt gerufen oder sich in der Notaufnahme vorgestellt. Eine gründliche kardiale Abklärung ergab keine somatische Ursache. Die Beschwerden halten dabei weiterhin an, weswegen er sich auf eine empfohlene psychosomatische Behandlung einlassen kann.

Ich schlage dem Patienten aufgrund der Beschwerden eine Hypnosesitzung vor, auf die er sich gut einlassen kann. Nach einem schlichten Atempacing lasse ich ihn dabei auf das Symptom der Brustenge, das nahezu immer präsent ist, gezielt fokussieren und leite ihn zum freien Assoziieren an. Spontan zeigt sich als Erstes nun eine schwere schwarze Kugel, wobei die Brustenge noch deutlicher spürbar wird. Ich ermuntere den Patienten, die Körperwahrnehmungen zu spüren. Da sich ansonsten nichts weiter tut, frage ich den Patienten, ob er einen Impuls habe, etwas Bestimmtes mit der Kugel machen zu wollen. Herr H. versucht daraufhin, die Kugel irgendwie zu entfernen, was jedoch nicht gelingt. Er beschreibt, wie sie sich beim Versuch, sie wegzurollen, in den Sand eingräbt, auf dem sie sich befindet. Ich warte eine Weile ab, und Herr H. berichtet weiter, dass er nun mit einem Mal eine angenehme Wärme spüren könne, die von der Kugel ausgehe. Nach und nach breitet sich dieses Gefühl im ganzen Körper aus. Dabei zeigen sich auch warme rötliche Farbtöne. So etwas habe er noch nie erlebt, es sei ungewohnt und gleichzeitig ein sehr angenehmes Gefühl. Ich lasse den Patienten diese Wahrnehmungen intensiv erleben und unterstütze ihn mit entsprechenden Suggestionen, indem ich die Worte des Patienten benutze. Ich baue dieses angenehme Erleben auch in posthypnotische Suggestionen ein, bevor ich die Trance wieder ausleite. Im Nachgespräch sprechen wir darüber, ob diese Wärme eventuell eine Ressource darstellt, da der Patient aus einem emotional sehr unterkühlten Elternhaus kommt und wenig Fürsorge erfahren hat. Letzten Endes bleibt dies aber Spekulation, und für den Patienten ist es nicht so wichtig. Das Symptom der Brustenge ist nach der Sitzung praktisch verschwunden.

In den folgenden Tagen zeichnet der Patient im kreativen Gestalten ein Bild zu seinem inneren Erleben. Die angenehme Wärme habe nach der Sitzung noch eine ganze Weile angehalten. Die Brustenge tauche gelegentlich in geringer Intensität immer mal wieder auf, wobei das Symptom jedoch nicht mehr störe, so dass die Herzangst im weiteren Verlauf der teilstationären Behandlung nicht wieder auftritt. Es wird daher auf den Aufbau angenehmer Aktivitäten, das Wiederentdecken von früheren Interessen sowie die Verbesserung von sozialen Kompetenzen hingearbeitet. Innerhalb von wenigen Wochen kommt es praktisch zu einer vollständigen Remission der Depression.

Die Symptome Brustenge und Beklemmung werden bei psychosomatischen Beschwerden recht häufig berichtet. Um die vielfältigen Assoziationen, die sich daraus entfalten können, deutlich zu machen, sei hier ein weiteres Fallbeispiel beschrieben:

Fallbeispiel Herr Z.: Von der Atembeklemmung zu Bob Marley

Dieses Fallbeispiel stammt aus einem Workshop von einem Teilnehmer, der über Atembeklemmung berichtet, die er in dem recht engen Seminarraum erlebt. Herr Z. bemerkt, sich sehr häufig in engeren Räumen unwohl zu fühlen und diese Art der Atembeklemmung oft zu erleben. Auf der Suche nach einer Demonstration stellt er sich zur Verfügung, um diesem unangenehmen Gefühl auf die Spur zu kommen.

Herr Z. kommt nach einem Atempacing schnell in Kontakt mit dem unangenehmen Körpergefühl, so dass ich ihn zum freien Assoziieren einladen kann. Sehr bald schildert er, wie er sich im Kreis seiner Familie mit seinen Brüdern wiederfindet und dieses Beklemmungsgefühl dabei stark zunimmt. Der Klient wirkt zunehmend unruhig, und es fließen auch ein paar Tränen. Von außen ist gut zu erkennen, dass innerlich sehr viel passiert. Da meine Intuition mir rät, weiter abzuwarten, frage ich nicht weiter nach, sondern erkundige mich nach ca. ein bis zwei Minuten, was er nun wahrnehmen könne. Er fängt an zu lächeln und berichtet, er befinde sich gerade in einem Konzert von Bob Marley. Und das fühle sich sehr gut an. Er lächelt weiter und meint: »Und jetzt spielt Bob Marley gerade für uns alle, und zwar nur für uns!« Er deutet mit seiner Gestik und Mimik an, selbst ein wenig Gitarre zu spielen, und ich lasse ihn diese Momente weiter erleben. Als er zur Ruhe kommt, frage ich ihn, was jetzt gerade passiere. Er antwortet, dass es ein ganz tolles Konzert gewesen sei und er schließlich auch auf der Bühne gestanden und gemeinsam mit dem großen Künstler musiziert habe. Herr Z. beschreibt, es habe sich sehr befreiend, beglückend und leicht angefühlt. Mit genau diesem Erleben von Befreiung, Leichtigkeit und Glück, das ich in posthypnotische Suggestionen integriere und verankere, leite ich die Trance wieder aus.

Herr Z. sagt, dass das Beklemmungsgefühl verschwunden sei. Im Verlauf des Seminars taucht es nicht wieder auf, auch nicht nach der Pause, als er in den engen Raum zurückkehrt.

An diesem Workshop nahm eine Reihe von analytisch und tiefenpsychologisch ausgebildeten Kolleginnen und Kollegen teil. In der Nachbesprechung berichteten einige, dass sie den Impuls gehabt hätten, bei der Erwähnung der Brüder genauer nachzuhaken, um diesen Aspekt eingehender zu beleuchten. Meiner Erfahrung nach sollte man jedoch dem freien Assoziieren weiter seinen Lauf lassen, um zu sehen, ob es an diesem Punkt einer Vertiefung bedarf oder ob der Assoziationsverlauf woanders hinführt. In diesem Fall zeigte der Patient im Rahmen der Szene mit den Geschwistern ein paar körperliche und emotionale Abreaktionen, und schließlich war das Thema ausreichend erledigt, da unmittelbar danach die Ressource

»Bob Marley« auftauchte, wobei gleichzeitig das Symptom verschwunden war. Eine weitere Beschäftigung mit den Geschwistern war also nicht nötig und für die Beseitigung des Symptoms der Atembeklemmung nicht wichtig. Der Patient teilte auch im Anschluss an die Sitzung mit, dass das Thema mit den Geschwistern nur kurz »aufploppte« und für ihn schnell »erledigt« gewesen sei und er nicht das Gefühl gehabt habe, sich weiter damit beschäftigen zu müssen. Ich halte es daher für ratsam, als Therapeut nicht zu antizipieren – auch wenn es noch so naheliegend erscheint –, ob eine bestimmte Assoziation Gewicht bekommen sollte oder nicht, sondern mit Vertrauen auf den Weg zu den inneren Ressourcen dem Verlauf der freien Assoziation weiter zu folgen. Wir sollten dabei immer bedenken, dass das Vertiefen einer Assoziation ggf. auch in eine Problemtrance führen und ungünstige Nocebo-Effekte durch den Therapeuten zur Folge haben kann.

Neben den Symptomen von Brustenge und Atembeklemmung finden sich auch häufig Patienten mit Schluckbeschwerden, bei denen keine organische Ursache entdeckt werden konnte, bei Psychosomatikern und Psychotherapeuten ein. Diese Form der Beschwerde kann einen gewissen Symbolcharakter aufweisen, der in Hypnose gut erlebt werden kann. Dazu sei das folgende Beispiel beschrieben:

Fallbeispiel Frau E.: Den Schluckbeschwerden auf der Spur

Frau E. (Mitte 30) schildert bei der Aufnahme in einer ambulanten psychosomatischen Rehabilitationsbehandlung neben dysthymen Symptomen auch ausgeprägte Schluckbeschwerden, deretwegen sie sich bereits seit einiger Zeit in logopädischer Behandlung befindet. Aufgrund massiver Belastungsfaktoren am Arbeitsplatz, wo die Patientin nach einem Führungswechsel häufig in neue Abteilungen mit neuen Aufgaben versetzt wurde und dadurch das Gefühl bekam, »weggeekelt« zu werden, ist Frau E. inzwischen seit fast zwei Jahren arbeitsunfähig. Sie berichtet, sich am Arbeitsplatz oft hilflos gefühlt und sich gegen Ungerechtigkeitserleben nicht gewehrt zu haben. Die Schluckbeschwerden hätten sich in den vergangenen Jahren schleichend entwickelt. Inzwischen, so die Patientin, könne sie nur noch weiche und flüssige Nahrungsmittel zu sich nehmen und sehr langsam essen. Frau E. hat häufig Sorgen, dass auch eine schlimme körperliche Erkrankung dahinterstecken könnte, obwohl alle organischen Befunde keinerlei Hinweise dafür gäben.

Um den Schluckbeschwerden auf den Grund zu gehen, bietet sich die Arbeit mit freien Assoziationen in Hypnose an, auf die sich die Patientin gut einlassen kann. Die Patientin reist unter Anleitung als kleines »Ich-Wesen« zunächst zu ihrem inneren Kehlkopfbereich, um sich das Blockadeerleben beim Schlucken einmal genau anzusehen. Durch die von dort angestoßenen freien Assoziationen entdeckt sie eine dicke rosafarbene und feuchte Kugel, die weich und klebrig ist und wie ein Kartoffelkloß an Seilen in dem Bereich der Schluckbeschwerden fixiert ist. Die Patientin hat sofort den Wunsch, diesen Kloß zu entfernen und die Seile mit einer Säge zu durchtrennen. Beim Ansatz, dies zu tun und sich mit einer Säge dort stehen zu sehen, fängt die Patientin stark an zu weinen. Sie berichtet, ihr komme diese Aktion viel zu brutal vor und sie passe gar nicht zu ihr. »So bin ich einfach nicht! Ich möchte jetzt lieber erst einmal in meinen Kopf reisen!« Die Patientin findet sich darauf in ihrem Kopf wieder und äußert, dichten und lilafarbenen Nebel wahrzunehmen. Sie fühle sich dabei gleichzeitig sehr gefangen und wisse nicht, wo sie hingehen solle. Es stellt sich das Gefühl ein, zunächst einen Plan zu brauchen, wo die Reise für sie hingehen kann (im Anschluss an die Sitzung kann die Patientin benennen, dass es dabei um die berufliche Neuorientierung geht). Sie kann wahrnehmen, dass es ihr erst danach gelingen wird, die Seile mit dem Kloß zu entfernen.

Es folgt eine etwas diffuse Reise durch verschiedene Körperregionen, bis die Patientin schließlich in ihren Füßen landet und Boden unter ihren Füßen spürt. Sie findet sich dabei am Meer wieder, und ein kurzer Moment von Freiheitserleben taucht auf. Da sich die Sitzung dem Ende nähert, wird dieses Erleben von Standfestigkeit und Freiheit in posthypnotische Suggestionen eingebaut und die Trance mit diesem Ressourceerleben ausgeleitet.

Nach dieser Sitzung wird der Patientin der Symbolcharakter der

Schluckbeschwerden in Bezug auf das festgefahrene Arbeitsverhältnis deutlich. Sie realisiert, dass sie im wahrsten Sinne des Wortes sehr viel »geschluckt« hat und sich nie zu wehren traute. Dadurch wird ihr bewusst, dass sie zunächst »in ihrem Kopf etwas verändern muss«, um die Schluckbeschwerden loszuwerden. Mit dieser Erkenntnis wird in einer zweiten Hypnose eine Woche später weitergearbeitet:

Die Patientin landet beim freien Assoziieren mit dem Anstoß, wo es denn in Bezug auf die Schluckbeschwerden heute hingehen soll, direkt in ihrem Kopf. Dort findet sie eine Festplatte vor, die sich »stur und starr« anfühlt und die die Patientin am liebsten sofort zerstören möchte. Sie merkt dabei sofort wieder, dass sie Gewalt nicht erträgt, und beginnt zu weinen. Bei der Therapeutin stellt sich der Impuls ein, der Patientin vorzuschlagen, die Festplatte etwas zu verändern, worauf sich Frau E. gut einlassen kann. Sie fängt an, die Ecken der kantigen Festplatte abzurunden, und gibt ihr eine grüne Farbe. Dieses »Grün« löst plötzlich eine Menge in der Patientin aus. Es stellt sich das innere Erleben von »Ich darf losgehen«, »Ich darf etwas verändern« ein, und Frau E. beschreibt, das Grün habe die Farbe von einem grünen Ampelmännchen. Sie kann erleben, dass es sich gut anfühlt loszugehen, auch wenn sie noch nicht genau weiß, wohin die Reise sie führt. Mit dem Erleben dieser Symbolfarbe und entsprechend möglicher Veränderungen (Losgehen, auf Neues neugierig sein etc.) werden entsprechende hypnotherapeutische Suggestionen verwendet, um die Trance wieder auszuleiten.

In den Folgetagen spielt die Farbe Grün im Alltag der Patientin eine zunehmend große Rolle: Sie kauft sich eine grüne Hose, stellt ein grünes Bild als Hintergrundmotiv ihres Smartphones ein und beschäftigt sich gedanklich viel mit dieser Farbe. Dadurch wächst die Zuversicht, in ihrem beruflichen Alltag etwas verändern zu können und aus dem Hilflosigkeitserleben herauszukommen. Sie kann sich klar dafür entscheiden, sich einen alternativen Arbeitsplatz zu suchen und erste Schritte für die Realisierung dieses Zieles in die Wege zu leiten, obschon sie noch nicht genau weiß, wo die Reise genau hingehen wird. Interessanterweise zeigt sich die Ausprägung des Symptoms der Schluckbeschwerden am Ende der

Reha-Maßnahme kaum verändert. Durch den Symbolgehalt ist der Leidensdruck jedoch deutlich gesunken, und die Beschwerden dienen gleichsam als Antreiber, die nötigen Veränderungen anzustoßen, damit sich die Schluckbeschwerden bessern können. Auf diese Weise mildern sich auch die körperbezogenen Ängste, nachdem die Ursache der Beschwerden für Frau E. so deutlich spürbar geworden ist und sie selbstbestimmt einen Weg der Veränderung eingeschlagen hat.

5.10 Freies Assoziieren bei somatischen Körpersymptomen

Grundsätzlich lassen sich auch manifeste Körpersymptome, die nicht in erster Linie psychosomatisch bedingt sind, durch hypnotherapeutische Strategien lindern. In den folgenden Beispielen haben Patientinnen sehr kreative Lösungen in Trance entwickelt, um mit unterschiedlichen Beschwerden umzugehen und den Leidensdruck zu reduzieren.

Fallbeispiel Frau Q.: »Das Hitzemonster« – Starker Schweißneigung bei Wechseljahresbeschwerden kreativ begegnen

Frau Q. (Anfang 50) kommt zu einem psychologischen Gespräch im Rahmen einer orthopädischen Rehabilitation, in dem sich herausstellt, dass sie seit einigen Jahren sehr unter starken Hitzewallungen leidet, die sich aufgrund von Wechseljahresbeschwerden eingestellt haben. Die Beschwerden sind so erheblich, dass sie sich bei ihrer beruflichen Tätigkeit, bei der sie eine Schutzkleidung tragen muss, stark belastet fühlt. Während einer Hypnose mit freien Assoziationen wird die Patientin zu der Suche nach inneren Ressourcen angeleitet, um eine Lösung für die Beschwerden zu finden.

Die Trance wird durch ein Atempacing eingeleitet und daraus das Schwitzen als Fokus für den Start der freien Assoziationen gebildet. Frau Q. erlebt ihren Körper sofort als deutlich erwärmt und entwickelt daraus ein Bild, in dem sie sieht, wie rote Tropfen aus ihrem Körper perlen. Diese formten sich zu einem dunkelroten »Hitzemonster«, das ein etwas unförmiges und geisterhaftes Wesen mit drei Zacken am Kopf sowie leuchtenden Augen darstelle. Diese Figur schwebe schließlich über der Patientin und fühle sich sehr heiß an. Da die Patientin an dieser Stelle etwas unsicher wird und allein nicht recht weiterkommt, fragt die Therapeutin, was sich nun richtig anfühle und was mit dem Hitzemonster geschehen solle. Die Patientin berichtet, dass sie das Monster gerne ablegen möchte, damit sie es besser betrachten kann. Beim Betrachten der Kreatur erlebt sie diese als nicht bedrohlich und entschließt sich, sie etwas zu verkleinern, und lässt das ca. ein Meter große Monster auf etwa Faustgröße zusammenschrumpfen. Mit dem Ablegen und Verkleinern der Figur kann die Patientin zunehmend eine Entspannung erleben, sowie Zufriedenheit und tiefes Durchatmen. Dieses angenehme Erleben wird mit posthypnotischen Suggestionen im Körper verankert und die Trance wieder ausgeleitet.

Im Nachgespräch ordnet die Patientin das Hitzemonster auch als »Blutmonster« ein, das symbolisch auch für die letzte Regelblutung und das Klimakterium an sich steht. Sie hat die Idee, dieses imaginäre Monster in einem nahegelegenen Park ins Gras zu setzen und damit vollständig »abzulegen«. Dieses Ritual vollzieht die Patientin noch am selben Tag.

Eine Woche später berichtet sie, sie sei sehr skeptisch gewesen, ob »das alles auch wirklich so einfach funktionieren kann«. Sie sei nun sehr erstaunt, dass sich ihre Beschwerden deutlich gebessert haben. Es besteht praktisch keine Erwartungsangst in Bezug auf das Schwitzen mehr, was vermutlich auch als eine Komponente der Schweißneigung anzusehen ist. Das »in sich Hineinhorchen« zeigt sich deutlich verbessert, und die Patientin kann die verbleibende Neigung zum Schwitzen aufgrund der Wechseljahresbeschwerden nun recht gut akzeptieren, so dass das Symptom kaum noch als Belastung empfunden wird.

Im folgenden Beispiel wird beschrieben, wie Symptome infolge einer chronischen Sinusitis durch eine Trancesession gelindert werden konnten:

Fallbeispiel Frau Ö.: Der Sinusitis mit dem Hammer begegnen

Die im Folgenden beschriebene Trancesession fand im Rahmen eines Onlineworkshops statt und demonstriert, wie gut körperorientierte Hypnosesitzungen auch über digitale Medien funktionieren. Die Teilnehmerin berichtet, unter starken, chronischen Sinusitiden zu leiden und aktuell auch wieder durch eine ausgeprägt »verstopfte Nase« belastet zu sein.

Die Hypnose leite ich über ein Atempacing ein, da die Atmung über den Bildschirm recht gut zu beobachten ist. Das freie Assoziieren stoße ich mit dem Fokus auf die spürbaren Körpersymptome der »verstopften Nase« an, und die Patientin hat unmittelbar darauf einige Bilder vor Augen: Sie findet sich selbst vor einem riesigen Eisberg wieder. Dieser Berg erscheint so groß, dass sie zunächst einmal rat- und hilflos davorsteht. »Wie soll ich den jemals bewältigen?« Ich frage Frau Ö., ob es einen Impuls gebe, wie sie diesen Berg überwinden könnte. Sie wiegt den Kopf leicht hin und her und meint schließlich: »Ich müsste ihn irgendwie zerkleinern ... aber ich weiß nicht womit ...«. Ich selbst habe sofort einen eisernen Pickel vor Augen und teile ihr mein inneres Bild mit. Sie schüttelt allerdings den Kopf und entgegnet, dass sie lieber einen Hammer nehmen wolle. Daraufhin kann sie einen Hammer in ihrer Hand spüren und beginnt, den Eisberg damit zu zerschmettern. Sie führt mit den Händen auch andeutungsweise entsprechende Bewegungen aus. Nach etwa ein bis zwei Minuten fängt ihre Nase an zu laufen. Sie schüttelt etwas lachend den Kopf und meint: »Das gibt's ja gar nicht! Irgendwie wird meine Nase frei, und der Schleim löst sich!« Sie fängt an zu schniefen, sucht dann kurz nach Taschentüchern und schnäuzt sich mehrfach die Nase. Ein formales Ausleiten der Trance ist schließlich nicht mehr erforderlich, da die Patientin über das Naseputzen wieder ganz ins Hier und Jetzt zurückkommt. Die Patientin berichtet, dass sich der Schleim lange nicht mehr so gut gelöst habe und sie diese Erfahrung künftig als Selbsthypnosetechnik anwenden möchte.

KAPITEL 6

Stolpersteine in der Arbeit mit freien Assoziationen

Bei sehr freier Trancearbeit bleibt es nicht aus, dass gelegentlich unvorhergesehene Dinge auftreten und die Hypnose nicht so »funktioniert«, wie man es sich wünscht. Meiner praktischen Erfahrung nach tauchen insbesondere zwei Extreme auf: Es passiert entweder »nichts« bzw. »zu wenig«, oder es passiert »zu viel« mit einem unangemessenen Überforderungserleben. In diesem Kapitel sind daher mögliche Stolpersteine und Schwierigkeiten beschrieben, die sich bei der Arbeit mit freien Assoziationen einstellen können, und es wird erläutert, welche Möglichkeiten sich bieten, angemessen damit umzugehen.

6.1 Es stellen sich keinerlei Assoziationen ein

In der Praxis kommt das meiner Erfahrung nach wirklich selten vor, aber natürlich kann es grundsätzlich passieren, dass beim Patienten tatsächlich gar keine Assoziationen auftauchen und die Hypnose »schwarz« bleibt (Breitbach 2023, S. 155 ff.). In einem solchen Fall ist es wichtig, als Therapeut ruhig und gelassen zu bleiben, nichts erzwingen oder forcieren zu wollen. Im folgenden Beispiel ist ein Vorgehen für Situationen beschrieben, wenn sich keine Assoziationen einstellen und wie man den Patienten dabei begleiten kann:

T: »*... Erlauben Sie sich nun, alles auftauchen zu lassen, was im Zusammenhang mit Ihrem Bruder steht ... Und nehmen Sie sich dafür die Zeit, die Sie brauchen ... Alles darf da sein ... Alles ist willkommen, was sich nun zeigen möchte ...* (eine Minute Stille) ... *Und wenn Sie etwas* *wahrnehmen können, so wissen Sie, dass Sie frei sprechen und mir alles erzählen können ...«* eine Minute Pause.

P: *»Hmm ... Irgendwie taucht da nichts auf ...«*

T: *»Das ist okay, manchmal dauert es etwas, bis sich etwas zeigt ... Es ist genug Zeit da ...* (eine Minute Stille) *Können Sie nun etwas wahrnehmen? Wenn es um Ihren Bruder geht ... Was immer früher oder später auftauchen wird ...«* eine Minute Pause.

P: Schüttelt den Kopf. *»Nein ... Es ist alles schwarz ...«*

T: *»Manchmal kann sich auch in einem Schwarz etwas zeigen ... was auch immer das sein mag ...«* zwei Minuten Stille.

P: Wird etwas unruhig. *»Irgendwie entwickelt sich da nichts ... es ist einfach alles schwarz ... und irgendwie ... ich weiß auch nicht ...«*

T: *»Ich habe gerade das Gefühl, dass Sie sich nicht wohl fühlen ... Wie geht es Ihnen gerade?«*

P: *»Ja, irgendwie nicht so gut ... Ich dachte eigentlich, da müsste heute total viel passieren ... aber da ist einfach nur ... nichts ...«*

T: *»Vielleicht entwickelt sich auch etwas Abstraktes ... irgendwelche Abhebungen ... oder Formen ... oder was auch immer ...«* eine Minute Stille.

P: *»Nee ... ich kann da nichts erkennen ...«* wird weiter unruhig, von außen sieht es so aus, als müsste der Patient darum kämpfen, in der Trance zu bleiben.

T: *»Hmm, ich habe gerade den Eindruck, dass Sie sich sehr unwohl fühlen ... und sich in der Hypnose gerade nichts Sinnvolles entwickelt ...«*

P: Nickt.

T: *»Wissen Sie, wir können die Hypnose auch beenden, wenn das für Sie okay ist. Das ist auch vollkommen in Ordnung ... Manchmal ist es einfach so, dass sich nichts Hilfreiches zeigt ... dann kann und soll man da auch nichts erzwingen ...«*

P: Nickt. *»Ja, ich finde das gerade ziemlich unangenehm so ...«*

T: *»Gut, dann beenden wir die Hypnose lieber, ich glaube auch, dass das jetzt gerade besser für Sie ist ... Dann erlauben Sie sich, einmal tief einzuatmen ... und bei jedem Atemzug kommen Sie mehr und mehr aus der Trance heraus ...«* [Ausleitung der Hypnose].

Im Anschluss an eine solche Erfahrung ist es wichtig, dem Patienten zu versichern, dass das alles so in Ordnung ist, damit Schuldgefühlen entgegengewirkt werden kann, da Patienten doch mitunter fürchten, etwas »falsch« gemacht oder nicht hart genug gearbeitet zu haben. Hier ist auch eine sinnvolle Einordnung des Erlebten von Bedeutung, denn es kann durchaus sein, dass momentan nicht der richtige Zeitpunkt ist, sich mit dem gegebenen Thema zu beschäftigen. Das Unbewusste fungiert eben auch als Instanz, um nur das an die Oberfläche zu lassen, was gerade sinnvoll und vertretbar ist. Dies ist insbesondere wichtig zu respektieren, denn die psychische Abwehr in der Hypnose ist reduziert und die Gefahr einer »Überflutung« mit unangemessenen Affekten und psychomotorischer Erregung ist höher als in einem »normalen« Gespräch im Wachzustand. Ich nutze für so einen Fall häufig auch folgende Formulierungen im Rahmen posthypnotischer Suggestionen bei der Ausleitung:

»Und auch wenn Sie sich vielleicht etwas anderes von dieser Sitzung versprochen hatten, so ist es vollkommen okay, dass die Hypnose genau so verlaufen ist ... Und dass sich heute nicht so viel gezeigt hat, ist gerade vollkommen in Ordnung ... Das Schöne ist, dass Sie Ihrem Unbewussten, Ihrer inneren Instanz vertrauen können ... und sicher sein können, dass sie auf Sie aufpasst ... und es wird einen anderen Zeitpunkt geben, zu dem sich Dinge zeigen können, die heute nicht dran waren ... auch wenn wir nicht genau wissen können, wann das sein wird ... Ihr inneres Wissen weiß es vielleicht jetzt schon, auch wenn es uns noch ein wenig warten lässt ... erlauben Sie sich, das so anzunehmen, wie es gerade ist ...«

6.2 Umgang mit ungünstigen Assoziationen

Sollten sich beim freien Assoziieren Wahrnehmungen einstellen, mit denen nicht in einer hilfreichen Art und Weise weitergearbeitet werden kann, muss ggf. entschieden werden, den Assoziationsprozess abzubrechen und strukturierter vorzugehen. Ob und wie lange man damit wartet, muss natürlich vom Zustand und den individuellen Gegebenheiten der Patientin abhängig gemacht werden. Spätestens wenn die Patientin anfängt, sich zu »quälen«, und unter unzumutbaren Druck gerät, sollte man behutsam darauf vorbereiten, die Hypnose entweder zu beenden, oder eine andere Art der Arbeit wählen, etwa eine stärker suggestiv ausgerichtete Behandlung mit einem gezielten Themenwechsel, wie z. B. einer bekannten Ressource oder Entspannung.

Tut sich eine Assoziation auf, die in der aktuellen Situation für den weiteren Verlauf eher ungünstig erscheint, kann man die »innere Instanz« bzw. das »innere Wissen« oder »Unbewusste« auch direkt fragen, wie mit der Assoziation weiter umgegangen werden soll, wie im folgenden Beispiel deutlich wird:

Fallbeispiel Frau L.: »Achtung Wohlfühlort! Belastende Themen bitte draußen bleiben!«

Frau L. befindet sich wegen anhaltender Depressionen in ambulanter Hypnotherapie. Am Anfang steht die Etablierung von Ressourcen zur Stabilisierung im Vordergrund. Die Patientin wird in einer der ersten Hypnosesitzungen gebeten, durch freies Assoziieren eine angemessene Ressource zum Thema »Sicherheit« und »Wohlfühlen« zu finden. Diese Stichwörter werden nach Induktion und Vertiefung genannt, um das Assoziieren anzustoßen, und die Patientin findet sich recht spontan in einem Deko-Laden wieder. Sie sagt, sie sei lange nicht mehr »Bummeln« gewesen, was sie eigentlich sehr gerne mache. Da sie den Ort als angenehm erlebt, sieht es so aus, als eigne sich die Ressource gut für die heutige Sitzung. Mit einem Mal berichtet die Patientin, plötzlich deutliche Traurigkeit zu spüren, und dass Erinnerungen an die verstorbene Mutter auftauchten. Aus der Anamnese ist bereits ersichtlich, dass das Thema Trauer und Schuld rund um den Tod der Mutter eine wichtige Rolle für die Entwicklung und Aufrechterhaltung der Depression spielt. Da die Therapie noch sehr am Anfang steht, wir noch keinen stabilen Wohlfühlort etabliert haben und die Patientin im Alltag als recht instabil einzuschätzen ist, halte ich es selbst noch für zu früh, sich diesem belastenden Thema jetzt ad hoc zuzuwenden. Ich halte meinen Impuls jedoch zurück, richte mich stattdessen direkt an das

Unbewusste der Patientin und frage, ob dieses Thema heute zu bearbeiten sei. Die Patientin merkt an, sie könne spüren, dass dieses Thema heute noch nicht passend ist und dass sie sich viel lieber weiter in dem Deko-Laden umsehen möchte, wo sie sich gerade wohl und sicher fühle. Ich ermuntere daher die Patientin, sich zu erlauben, weiter im Deko-Laden zu bleiben, und lasse mir beschreiben, was sie dort sehen kann. Ich gehe mit den von der Patientin gewählten Wahrnehmungsebenen in eine Suggestionshypnose über, um die Patientin zu unterstützen, den Wohlfühlort intensiv zu erleben. Frau L. gelingt es dabei sehr gut, in diesen Ort einzutauchen, und es kommen dabei auch keine weiteren belastenden Erinnerungen mehr nach oben.

Da sich die Ressource als sehr stimmig erweist, wird eine Tonbandaufnahme davon angefertigt, die der Patientin zur Verfügung gestellt wird und die sie sich täglich anhört. Dadurch können in ersten Schritten eine spürbare Stimmungsaufhellung und auch eine Reduktion bestehender Ängste erreicht werden. In den folgenden Wochen kann die Patientin zuvor als undenkbar erlebten Aktivitäten wie Einkaufen und Radfahren nachgehen, die sich plötzlich wieder »normal« anfühlen, so dass sie diese Veränderung gar nicht bemerkt und erst von ihrem Umfeld darauf aufmerksam gemacht werden muss, um festzustellen, wie sehr sich ihr Verhalten verändert hat.

In diesem Fallbeispiel zeigt sich, dass das »innere Wissen« der Patientin als hilfreiche Instanz genutzt werden kann, um sich weiter für das Erleben der Ressource zu entscheiden. Meiner Erfahrung nach gelingt dies in den allermeisten Fällen recht gut und hat auch den Vorteil, dass es aus den Patientinnen selbst heraus erfolgt und nicht als von der Therapeutin »auferlegt« erlebt wird. Dies fördert daher auch das Selbstwirksamkeitserleben von Patientinnen, da sie dadurch Kontrolle erleben, was insbesondere bei erlernter Hilflosigkeit eine korrigierende Erfahrung ermöglicht. Für die Therapeutinnen liefert dieses Vorgehen zudem wichtige Erkenntnisse, wie es um die Intuition und das innere Gespür für den eigenen Prozess der Patientin bestellt ist.

Die Kunst beim Arbeiten mit freien Assoziationen ist es daher, im

Einzelfall individuell etwas nachzusteuern, wenn sich das Assoziieren in eine Richtung entwickelt, die für die Patientin gerade nicht hilfreich ist, oder sogar in eine schädigende Richtung gehen könnte. Dabei kann das »innere Wissen«, die »innere Instanz«, das »Unbewusste«, oder welche Bezeichnung man auch immer dafür verwenden möchte, hinzugezogen werden, um die Entscheidung weiter in den Händen der Patientin zu lassen. Hier kann man auch sehr gut ideomotorische Signale integrieren, wie etwa einen »Ja«- und »Nein«-Finger etablieren, um das Unbewusste an fraglichen Stellen entscheiden zu lassen, ob sich einer auftauchenden Assoziation mit einem bestimmten Thema weiter gewidmet werden soll oder nicht.

Man sollte als Therapeutin jedoch nicht lange zögern, die Zügel in die Hand zu nehmen, wenn die Patientin nicht zu einer Entscheidung kommen kann oder überfordert erscheint, wie im folgenden Fallbeispiel deutlich wird:

Fallbeispiel Herr J.: Aus den Grübelschleifen austreten

Herr J. befindet sich wegen einer Dysthymie in hypnotherapeutischer Behandlung. Er berichtet, sich insbesondere vormittags häufig »schlecht« zu fühlen und dann oft aus dem Grübeln nicht mehr herauszukommen. Nachdem in den ersten Sitzungen eine Reihe passender Ressourcen inklusive Tonaufnahme für die häusliche Selbsthypnose erarbeitet worden ist, entscheide ich mich heute einmal dafür, in die Grübelschleifen im Rahmen freier Assoziationen einzusteigen, um zu sehen, ob sich daraus eine weitere Ressource ableiten lässt.

Herr J. geht wie gewöhnlich über ein ruhiges Atempacing leicht in Trance. Da er häufig auf dem Sofa sitzt, wenn die Grübelschleifen auftreten, lasse ich ihn als Anstoß für das freie Assoziieren auf seinem Sofa in der Häuslichkeit Platz nehmen. Herr J. berichtet, sich schnell in seinen typischen Grübelgedanken wieder zu finden. »Da ist gerade der Gedanke, dass ich heute ja sowieso nichts mehr hinkriegen werde, wenn der Tag schon mal so anfängt ... Und dann fällt mir wieder diese blöde Begegnung von gestern ein, an der Kasse im Supermarkt ... Und ob ich da nicht vielleicht doch zu unhöflich war ...« Dies geht so in diesem Stil weiter, und ich frage zwischendurch, wie sich der Körper anfühle. »Irgendwie fühlt sich alles fest an. Ich habe geradezu das Gefühl, dauernd zu verkrampfen ...« Ich warte noch eine Weile ab, lasse die Assoziationen weiterlaufen und beobachte, ob sich etwas als Ressource anbietet, stelle hin und wieder eine Frage zu den Grübelschleifen, finde aber weiterhin nichts, was als Anstoß für eine Ressource dienen könnte. Der Patient fällt in seiner Körperhaltung auch eher in sich zusammen, und die Gesichtszüge werden zunehmend affektstarr. Ich habe nicht den Eindruck, mit dieser Intervention heute auf etwas Hilfreiches zu stoßen, und frage den Patienten, wie er die Sache sehe. Er schüttelt den Kopf und meint: »Ich habe wieder dieses dumpfe Druckgefühl, wie so ein Sog, der mich immer weiter nach unten zieht ... So wie ich das ja so oft habe ...« Ich antworte darauf: »Ich habe gerade das Gefühl, dass es für Sie gut wäre, jetzt einmal an den Ort zu gehen, den wir letzte Woche für Sie gefunden haben ... Das Autorennen ihres Sohnes zu erleben ... Wie wäre es, da jetzt hinzugehen?« Der Patient hat augenblicklich den Anflug eines Lächelns auf dem Gesicht. »Ja, das war eine schöne Erfahrung ...« Ich gehe daher in eine Suggestionshypnose über, um den Patienten aus seiner Problemtrance zu führen, und lasse ihn die bekannte Ressource mit einem Gefühl von Stärke und Stolz erleben. Diese Sitzung verlasse ich persönlich mit der Erkenntnis, dass sich zum aktuellen Zeitpunkt aus den Grübelschleifen in Trance gerade nichts Wertvolles für die Therapie in unserem Setting ergibt und ich deshalb auf andere Interventionen zurückgreifen werde.

Wird gerade mit den Symptomen, die verändert werden sollen, in freien Assoziationen gearbeitet, ist es wichtig, diese nicht weiter zu verstärken, wenn keine Ressource in einer angemessenen Zeit auftaucht. Meiner Erfahrung nach zeigen sich Ressourcen, so sie sich mit dem Symptom direkt verbinden, sehr schnell. Sollte sich in den ersten Minuten nichts einstellen, mit dem vernünftig weitergearbeitet werden kann, tauchen sie in der Regel auch im weiteren Verlauf nicht auf. Daher warte ich nicht besonders lange, wenn sich nichts Hilfreiches entwickelt. Da diese Prozesse sicher auch sehr von der individuellen Dynamik zwischen Behandler und Patient abhängt, muss in diesen

Prozessen jeder selbst seine Erfahrungen sammeln und die Zeitspannen ausloten, die man abwartet. Dabei sollte im Zweifelsfall auch immer daran gedacht werden, den Patienten und seine innere Instanz direkt mit einzubeziehen und ein Umlenken mit einem hilfreichen Reframing zu versehen, damit nicht der Eindruck entsteht, der Patient hätte versagt oder etwas »falsch« gemacht.

6.3 Umgang mit ausgeprägten Abreaktionen und kathartischen Zuständen

Auch wenn im Vorfeld eine stabile Ich-Struktur und eine ausreichende psychische Stabilität festgestellt werden, kann es bei der Arbeit mit freien Assoziationen mitunter zu starken Abreaktionen kommen, die die Patientin als überfordernd erlebt. Dies passiert bei entsprechender Abklärung und Indikationsstellung im Vorfeld tatsächlich sehr selten, als Behandlerin sollte man auf so eine Situation jedoch grundsätzlich vorbereitet sein.

Patientinnen, die in ein sehr intensives Erleben kommen, wird man dies äußerlich in der Regel ansehen (aber nicht immer!). Körperreaktionen wie Zittern, starkes Schwitzen, muskuläre Verspannungen, deutlich veränderte Atmung, Erröten etc. deuten darauf hin, dass die Patientin gerade viel erlebt. Wichtig ist es, sich dies schildern zu lassen, um einzuschätzen, ob der Prozess weitergeführt oder unterbrochen bzw. verlangsamt werden sollte. Manchen Patientinnen fällt das Sprechen in so einem Zustand schwer, daher ist es von Belang, ggf. non-verbale Signale anzubieten, wie eine kleine Kopfbewegung oder eine Bewegung mit der Hand. Ideomotorisch geschulte Therapeutinnen können dazu im Vorfeld auch ideomotorische Signale »installieren«, um mit der Patientin non-verbal zu kommunizieren.

Die Entscheidung, einen möglicherweise überfordernden Prozess abzubrechen, kann im besten Fall rechtzeitig mit der Patientin in der Hypnose abgesprochen werden, wenn sich kathartische Zeichen zeigen. Dies sei anhand des folgenden Beispiels erläutert:

T: *»... Okay, Sie befinden sich nun auf dieser Wiese ... schauen Sie einmal, was sich weiter entwickelt ...«*

P: Schluckt, wird etwas unruhig. *»... seltsam ... irgendwie fühle ich mich plötzlich ganz komisch ...«*

T: *»Sie fühlen sich komisch?«*

P: *»Ja, irgendwie so steif ... als könnte ich mich kaum bewegen ...«* Die rechte Hand fängt an, etwas zu zittern.

T: *»Okay ... Sie können sich also kaum bewegen ... fühlt sich das eher angenehm oder unangenehm an?«*

P: Schluckt erneut. *»Ziemlich unangenehm ...«* Die rechte Hand zittert immer stärker, die linke Hand fängt auch langsam an zu zittern.

T: *»Schauen Sie, ob es okay ist, diese Reaktionen einmal so zu erleben und den Körper reagieren zu lassen ...«*

P: Das Zittern der Hand nimmt weiter zu. *»Ich weiß nicht ... das ist irgendwie ganz schön viel gerade ...«*

T: *»Hmm, ich bin gerade auch nicht sicher, ob es sinnvoll ist, das jetzt weiter so laufen zu lassen ... Haben Sie ein Gefühl dafür, was gerade besser ist? Diesen Prozess weiter laufen zu lassen oder ihn zu unterbrechen?«*

P: Nickt. *»Ja, es wird immer schlimmer ... das möchte ich so nicht weiter erleben ...«*

T: *»Ja, das denke ich jetzt auch, dass Sie das nicht weiter aushalten sollten, und vielleicht ist es auch gut, einmal zu erleben, dass Sie über diese Entscheidung auch die Kontrolle haben. Wie wäre es, wenn ich Sie jetzt an Ihren Wohlfühlort begleite? An den Bergsee in der Schweiz?«*

P: Nickt. *»Ja, ich weiß zwar nicht, ob es klappt, aber versuchen wir es ...«*

T: *»Okay, erlauben Sie sich, sich nun an diesen wunderschönen Ort in der Schweiz zu begeben, den Sie so gut kennen ... erleben Sie den frischen Duft des Waldes, die intensiven grünen Farben ...«*

Falls sich das Erleben des Wohlfühlorts nicht als realisierbar herausstellt oder für den Patienten nicht passend ist, kann man die Trance auch vollständig auflösen und dabei z. B. wie folgt verfahren:

P: *»Ich komme nicht weg von der Wiese ... das Zittern wird auch immer schlimmer ... Ich kann nicht mehr ...«*

T: *»Okay, ja, das sehe ich ... dann werden wir die Hypnose jetzt beenden ...* (mit kräftiger und fester Stimme) *Sie kommen nun aus der Hypnose heraus und wieder ins Hier und Jetzt zurück ... Sie können angenehm und tief durchatmen ... genau, nehmen Sie einen bewussten tiefen Atemzug ... bewegen Sie mal Ihre Arme und Beine ... und dann kreisen Sie Ihre Schultern ... genau so ... machen Sie Ihre Augen auf ... vielleicht hilft es, wenn Sie Ihre Augen zuerst einmal fest zukneifen ... genau ... und dann machen Sie Ihre Augen auf ... Sie können Ihre Augen frei bewegen und ganz leicht aufmachen ...«*

In so einem Fall eignen sich sehr direkte suggestive Elemente, die mit wohlwollender und gleichzeitig sehr deutlicher, klarer Sprache vorgetragen werden, damit der Patientin aus einem unangenehmen Tranceerleben herausgeholfen werden kann. Dies ist wichtig, um Halt und Stabilität zu signalisieren. Eventuell kann man der Patientin auch folgende Dinge anbieten, wenn sich zeigt, dass der Ausstieg aus der Trance etwas schwerfällt:

- Kontakt an Hand, Unterarm oder Schulter anbieten, wenn dies hilfreich ist (immer vorher fragen!)
- Einen Gegenstand in die Hand geben, um Reize auszulösen (die sogenannten festen »Skills« der Dialektisch-Behavioralen Therapie wie Igelbälle oder Riechreize können hier gute Dienste leisten)
- Patientin aufstehen und herumgehen lassen, Treppen laufen
- Patientin zu Blickkontakt auffordern

Sehr gute Erfahrung habe ich auch damit gemacht, der Patientin an beiden Händen Kontakt anzubieten und sie durch Zug in den Stand zu bringen und zu erden. Dabei sind folgende Suggestionen hilfreich:

> »Spüren Sie den Zug, der durch den Körper von unseren Händen bis in die Füße gelangt ... Nehmen Sie den festen Kontakt zum Boden wahr ... spüren Sie die Fußsohlen und den Kontakt zur Erde ...«

Dabei kann man ein bisschen mit der Dynamik des Händedrucks spielen und die Patientin auch bitten, sich mal etwas weiter nach hinten oder weiter nach vorne zu lehnen. Nach Möglichkeit soll die Patientin dann selbst entscheiden, wann sie den Kontakt zu den Händen der Therapeutin aufgibt, eventuell auch zuerst eine Hand löst und dann im nächsten Schritt die andere.

Patientinnen können nach einer solchen Sitzung, in der sie sich überfordert gefühlt haben, leicht in das Gefühl kommen, »versagt« oder »sich einfach nur angestellt« zu haben. Es ist daher wichtig zu vermitteln, dass die Patientin alles richtig gemacht hat und es vollkommen okay ist, sich dieses unangenehme Erleben nicht zugemutet zu haben. Im Sinne eines Reframings kann man Patientinnen auch darin verstärken, aus einem alten Muster ausgebrochen zu sein und nicht »alles aushalten« oder »irgendetwas durchstehen zu müssen«, was nicht erforderlich ist:

> »Und ich kann mir vorstellen, dass das heute auch eine hilfreiche Erfahrung war, die Ihnen einmal gezeigt hat, dass Sie selbst entscheiden können, ob Sie etwas aushalten wollen oder nicht ... Und es ist gut, dass Sie jetzt die eigene Kontrolle erleben können, selbst zu entscheiden, selbst die Zügel in der Hand zu haben ... Und ich unterstütze Sie dabei ...«

6.4 Einbeziehen von Störelementen bei ungünstigen Settingbedingungen

Störende Elemente können sich in Hypnosesitzungen aufgrund der speziellen Settingbedingungen gelegentlich besonders unangenehm bemerkbar machen. Telefonklingeln, laute Nebengeräusche oder tickende Uhren sind auch in einer Sitzung im Wachzustand lästig, in einer Trancesitzung setzen sie die Behandlerin häufig noch mehr unter Druck. Der Trancezustand selbst führt bisweilen dazu, dass Nebengeräusche, die wir als Therapeutinnen als störend empfinden, von der hypnotisierten Patientin gar nicht bemerkt werden. In manchen Fällen werden störende Umgebungsgeräusche in einer Trance aber auch verstärkt wahrgenommen und schränken die Qualität der Behandlung deutlich ein.

Da auch bei einer noch so guten Vorbereitung und vermeintlichen Ausschaltung von Störelementen diese nie vollkommen auszuschließen sind, sollten sich Hypnotherapeutinnen in der Lage sehen, damit professionell und gelassen umzugehen, um eine Hypnosesitzung auch unter wenig idealen Bedingungen gut ausführen zu können. In der hypnotherapeutischen Ausbildung wird daher auch vermittelt, wie mit Störelementen im Sinne der Ressourcennutzung umgegangen werden kann und sie im besten Falle auch utilisiert werden können. Im folgenden Beispiel sei diesbezüglich einmal dargestellt, wie sich vermeintliche Störfaktoren als Ressourcen nutzen lassen:

Fallbeispiel Frau K.: In der Hypnose auf den Hund gekommen

Frau K. (Anfang 60) begibt sich wegen häufiger Heißhungerattacken in ambulante Hypnotherapie. Sie berichtet, diese träten insbesondere im Laufe des Nachmittags nach dem Mittagessen mehrfach in der Woche auf. In der ersten Sitzung erfolgt eine ausführliche Besprechung der Mahlzeitenstruktur, der Ausschluss einer manifesten Essstörung, und es wird im Rahmen einer Situationsanalyse deutlich, dass sich die Essanfälle ausschließlich zu Hause in gewohnter Umgebung einstellen, wenn sie eigentlich zur Ruhe kommen möchte und etwas »für sich« macht, z. B. Rätsel lösen oder eine Fernsehsendung anschauen. Dann tauche schnell der Gedanke »Jetzt könntest du eigentlich was essen« auf, woraufhin sie unruhig werde und mit den Beinen wippe. Bei der Frage, welches Gefühl da sein müsste, damit dieses getriebene Gefühl nicht auftauchte, kommt die Patientin schnell zu der Erkenntnis, dass ihr das Gefühl von »Zufriedenheit« helfen würde. Wir vereinbaren, in der zweiten Sitzung dazu eine Hypnose durchzuführen.

Zu dieser Sitzung erscheint die Patientin in Begleitung ihrer Hündin, einer Bulldogge. Da die Patientin beteuert, die Hündin gerade nirgends anderweitig unterbringen zu können, lasse ich mich darauf ein, sie mit in die Sitzung zu nehmen. Dies erweist sich als ziemliche Herausforderung, denn die Hündin ist sichtlich unruhig und lässt sich nicht darauf ein, neben ihrer Besitzerin friedlich liegen zu bleiben. Insbesondere als ich die Trance einleite, wird die Hündin nervös und scheint der Situation nicht zu trauen, winselt leise und kriecht auf dem Boden herum. Ich bin zunächst verunsichert und auch etwas verärgert, dass ich mich nun nicht nur um die Patientin, sondern auch noch um den Hund kümmern muss. Dies besteht darin, das Tier davon abzuhalten, permanent an seiner Besitzerin hochzuspringen, und durch Kraulen am Bauch ruhig auf dem Boden zu halten. Die Patientin kann derweil in den Assoziationen zu der Vorstellung von »Zufriedenheit« eine »tiefe Ruhe« spüren, sich dabei auf ihrer Terrasse zu Hause entspannen, in die Natur blicken, Vögel beobachten und eine angenehme Wärme im Bauch und den Oberschenkeln wahrnehmen.

Währenddessen wird die Hündin immer unruhiger und fängt schließlich an zu fiepsen. Meine Versuche, sie durch Streicheleinheiten abzulenken, funktionieren nicht besonders lange. Ich bin kurz davor, die Hypnose abzubrechen und der Patientin nahezulegen, das nächste Mal ohne Hund zu erscheinen. Mir kommt dann allerdings der Gedanke, die Hündin in die Trance mit einzubeziehen, da dies inhaltlich auch sehr passend erscheint. Ich frage die Patientin daher, ob sich auf der Terrasse auch ihre Hündin irgendwo befinde. Lächelnd antwortet Frau K., sie liege gerade neben ihr. Ich nutze dies, indem ich nun die Hündin nicht mehr davon abhalte, sich ihrer Besitzerin zu nähern, und die Patientin in der Hypnose ermuntere, einmal den Kontakt zu ihrer Hündin zu suchen. Sie streichelt ihr nun sanft über das Fell, und die Hündin beruhigt sich dadurch auch ein wenig. Die Patientin kann den Kontakt zu ihrer Hündin gut in der Trance erleben, wodurch sich auch das Erleben der Natur vertieft. Nach einer Weile gehe ich mit den Stichwörtern »Leichtigkeit«, »Ruhe«, »Zufriedenheit« und »Gelassenheit« in eine Suggestionshypnose über. Dabei betone ich, dass der Körper mit Ruhe und Zufriedenheit gesättigt ist, und beziehe den Kontakt zur Hündin direkt mit ein:

»Und da Sie nun das weiche Fell spüren können, breiten sich Ruhe und Zufriedenheit immer weiter im Körper aus … Und dadurch kann auch eine angenehme Leichtigkeit entstehen, in der sich alles angenehm und satt anfühlt …« etc.

Mit diesem Erleben führe ich zum Abschluss der Sitzung noch eine kleine »Challenge« durch, indem ich die Patientin nun genau in die beschriebene Situation versetze, in der normalerweise die Heißhungerattacken auftreten. Frau K. kann sich nun erleben, wie sie in Ruhe ein Rätsel löst und dabei gelassen und ruhig bleibt, ohne das Gefühl zu haben, etwas essen zu müssen. Im Anschluss daran leite ich die Trance mit posthypnotischen Suggestionen, die das angenehme Erleben der spürbaren Ressourcen noch einmal aufgreifen, wieder aus.

Die Hündin ist sichtlich erleichtert, als ihre Besitzerin wieder »im Hier und Jetzt« angekommen ist, und begrüßt sie, als sei sie gerade von einer längeren Reise wieder nach Hause gekommen.

KAPITEL 7

Freies Assoziieren in der psychologischen Beratung

Da mit freiem Assoziieren sehr schnell und effektiv auf die inneren Ressourcen zugegriffen werden kann, eignet sich dieses Vorgehen prinzipiell auch gut für die Arbeit in der psychologischen Beratung. Die Graubereiche zwischen Beratung und Therapie werden zuweilen recht fließend und großzügig ausgelegt. Es ist daher bei einer so stark emotionsaktivierenden Intervention im Rahmen einer Beratung auszuschließen, dass eine psychische bzw. psychiatrische Diagnose nach der aktuell gültigen Fassung der International Statistical Classification of Diseases and Related Health Problems (ICD) vorliegt. In den vorangegangenen Kapiteln ist bereits beschrieben worden, dass die psychische Abwehr in Trance deutlich herabgesetzt ist und damit der Zugriff auf Ressourcen, aber eben auch auf problematische Lebensereignisse erleichtert wird. Aus diesem Grund sei ausdrücklich darauf hingewiesen, dass diese Intervention außerhalb von ärztlicher oder psychologischer Psychotherapie nur von Psychologen mit professioneller Hypnoseausbildung, dem erforderlichen klinischen Hintergrundwissen sowie ausreichend Selbsterfahrung durchgeführt werden sollte. Im Zweifelsfall ist vor einer psychologischen Beratung, bei der freies Assoziieren in Hypnose eingesetzt werden soll, eine Abklärung durch einen Psychotherapeuten angezeigt, um mögliche Kontraindikationen auszuschließen.

Die vielfältigen Einsatzmöglichkeiten bei nicht-therapeutischen Anliegen lassen sich am besten wieder in Form von diversen Fallbeispielen darstellen. Dabei kann man in der Regel die im Raum stehende Frage bzw. das Anliegen selbst als Startpunkt für freies Assoziieren nutzen.

Im ersten Fallbeispiel kam eine Klientin mit der Frage zu ihrer allgemeinen persönlichen Lebenssituation, und ob sie gerade im Leben etwas verändern möchte:

Fallbeispiel Frau P.: Wünsche ich mir eine Veränderung im Leben?
Eine Klientin kommt mit dem Anliegen, dass sie nicht genau wisse, ob sie in ihrem Leben gerade etwas ändern sollte. Eigentlich sei sie mit ihrer Wohnung, der Arbeit und dem allgemeinen Leben in ihrem Heimatdorf zufrieden. Gleichzeitig berichtet sie über ein diffuses Gefühl, eventuell etwas zu »verpassen«, ohne genau zu wissen, was das sein könnte. Sie fragt, ob man bei so einem Anliegen in Hypnose arbeiten könne, und ich erkläre ihr das Arbeiten mit freien und spontan auftauchenden Assoziationen in Trance, um dem »inneren Wissen« auf die Spur zu kommen. Frau P. ist psychisch gesund, stabil, und es bestehen keine nennenswerten Probleme in Alltag und Beruf. Die Sitzung findet im Liegen mit geschlossenen Augen statt. Nach einem Atempacing führe ich sie in einen Raum mit mehreren Türen hinein:
»... und erlauben Sie sich nun, einen Raum zu betreten, von dem eine ganze Reihe von Türen abgeht ... und während Sie dabei immer weiter nach innen gehen ... betreten Sie diesen Raum ... oder vielleicht auch einen Flur ... mit einer ganzen Reihe von Türen ... und dabei kann die Trance immer tiefer werden ... während Sie sich in Ruhe umsehen ... wie viele Türen sich da befinden ... und je länger Sie sich all diese Türen ansehen, kann sich auch die Trance immer weiter vertiefen ... und Sie nehmen sich die Zeit, die Sie brauchen ... und früher oder später wird es eine Tür geben, zu der Sie sich etwas mehr hingezogen fühlen ... Und ich frage mich, welche Tür dies sein könnte ... und wann der Zeitpunkt gekommen ist, sich dieser Tür zuzuwenden ... und sie zu öffnen ...«
Nachdem mir die Klientin non-verbal versichert hat, dass sie sich in einem Raum mit verschiedenen Türen befindet, gebe ich ihr weiter Zeit, diese Situation zu erleben und zu entscheiden, durch welche Tür sie gehen möchte. Sie berichtet schließlich, eine Tür geöffnet zu haben und dahinter eine wunderschöne Blumenwiese zu sehen. Sie beschreibt dabei einige Einzelheiten, und ich frage, ob es einen Impuls gebe. Sie schildert, einfach nur diese schöne Wiese sehen und sich dort hinlegen zu wollen. Frau P. sagt, sie habe das Gefühl,

dass »alles gut ist, so wie es gerade ist«. Ich berichte ihr von meinem Impuls, in eine angenehme Entspannungstrance hineinzugehen, und sie stimmt zu. Nach ca. 15 Minuten Entspannungserleben leite ich die Trance wieder aus. Die Klientin erzählt, dies habe sich sehr gut und stimmig angefühlt und sie habe jetzt Klarheit, dass sie gerade keine Veränderung brauche. Alles sei eben gerade gut, so wie es ist.

Dies ist ein schönes Beispiel dafür, dass in Trance auch der Zugriff auf die Ressource »alles ist gerade in Ordnung« hergestellt werden kann und es nicht zwangsläufig immer so ist, dass sich etwas verändern muss. In einer Zeit, in der es schier unendlich viele Möglichkeiten gibt, sich weiterzuentwickeln, neu zu orientieren und alternative Dinge auszuprobieren, kann der Zugriff auf das innere Erleben, dass »gerade alles okay ist«, eine wichtige Ressource darstellen.

Themen rund um Partnerschaft, Ehe und Familie sind häufige Anliegen, weshalb Klienten psychologische Beratung in Anspruch nehmen. Im nächsten Beispiel kam eine Klientin mit der Frage, ob es nicht besser wäre, sich nach knapp 20 Jahren Ehe von ihrem Mann zu trennen:

Fallbeispiel Frau J.: »Soll ich mich von meinem Mann trennen?«
Eine Klientin kommt mit dem Anliegen, dass sie nicht genau wisse, ob sie sich ihr Leben mit ihrem Ehemann weiter vorstellen könne. Sie frage sich dies schon lange, komme aber zu keinem klaren Ergebnis. Die drei Kinder seien inzwischen recht selbständig und würden nicht mehr so viel Betreuung benötigen. Ihr Mann sei ausgesprochen »narzisstisch« und werte sie häufig ab, was in der letzten Zeit deutlich zugenommen habe, seit er durch eine Umstrukturierungsmaßnahme bei der Arbeitsstelle seiner Führungsposition »beraubt« worden sei.

Die Klientin geht über Blickfixation schnell in Trance und beginnt recht bald zu weinen, als sich die Augen dauerhaft schließen. Aufgrund des Vorgesprächs ist die Patientin bereits sehr auf ihr Anliegen fokussiert, und es taucht ohne konkrete Anleitung unwillkürlich das erste Bild im Hinblick auf ihr geschildertes Anliegen auf: Sie erblickt ihren Mann, der auf einem Baumstamm steht, als stelle er eine gewaltige Statue dar. Im ersten Moment fühlt sich die Patientin wieder klein und bereitet sich schon innerlich darauf vor, von ihm wieder wegen irgendeiner Kleinigkeit abgewertet zu werden. Doch mit einem Mal entwickelt sich aus dem Weinen heraus ein Lachimpuls. Etwas ungläubig schüttelt sie den Kopf und berichtet dann, ihr Mann auf dem Baumstamm fange plötzlich an zu schrumpfen. Dieser große, sich gerne schillernd präsentierende Mann werde plötzlich immer kleiner und schrumpfe schließlich zu einem kleinen Zwerg. Interessanterweise scheint er das gar nicht mitzubekommen, sondern behält seine Position mit erhobenem Kopf bei. Bei Frau J. verändert dies jedoch stark ihr emotionales Erleben. Sie merkt plötzlich, dass sie ihn gar nicht mehr ernst nehmen kann. Was auch immer er nun zu ihr sagt, sei es, dass er sie verächtlich auf ihre vermeintlichen Unzulänglichkeiten hinweist, sie erkennt, dass es in ungewohnter Weise an ihr abperlen kann. Als hätte sie sich nun eine unsichtbare Haut übergezogen, die all die Abwertungen nicht mehr an sie heranlässt. Das kleine Männchen auf dem Baumstamm kann ihrem Selbstwertgefühl damit nichts mehr anhaben. »Eigentlich macht er sich mit seinem Gehabe total lächerlich! Warum habe ich das bloß immer so ernst genommen?« Frau J. merkt auch, dass der Baumstumpf zunehmend kleiner wird und sich die Erhabenheit des Männchens dadurch weiter reduziert. Irgendwann lächelt sie vor sich hin und meint: »Es ist wirklich verrückt, aber ich nehme ihn einfach überhaupt nicht mehr ernst …« Irgendwann tritt der Baumstumpf mit dem Männchen immer weiter in den Hintergrund, und Frau J. kann den Raum um sich herum gut wahrnehmen. Sie spürt, dass da nun viel Platz für sie und ihre Bedürfnisse ist, und kann das im Körper gut erleben. Mit diesem angenehmen Erleben beenden wir die Trance.

Nach einigen Wochen berichtet Frau J., sie habe nun einen guten Weg für sich gefunden, mit den »narzisstischen Macken« ihres Mannes umzugehen. Sie mache sich nicht mehr angreifbar und könne nun gelassen auf dessen Abwertungen reagieren. Sie habe daher auch den Entschluss gefasst, sich nicht zu trennen, da sie eben auch eine tiefe Verbundenheit zu ihm spüre. Darauf könne sie sich nun viel besser fokussieren, indem sie die »andere Seite der Medaille« nicht mehr ernst nehme und es gleichzeitig schaffe, ihn nicht zu kränken. Mit dieser Balance sei sie ganz zufrieden und habe nun das Gefühl, selbst mehr Kontrolle in der Beziehung erlangt zu haben.

Gerade in familiären Kontexten können sich aus dem freien Assoziieren heraus Impulse für weitere Interventionen, etwa die Arbeit mit dem Familienbrett, Aufstellungsarbeit, Stuhldialoge oder die Planung eines Angehörigengesprächs, entwickeln. Dies zeigt, wie gut sich die Arbeit mit Hypnose besonders mit systemischen Ansätzen kombinieren lässt.

Ein weiteres praxisnahes Beispiel beschreibt die Beratung bei beruflicher Neuorientierung. Dieser Aspekt spielt bei der psychologischen Beratung in Rehabilitationseinrichtungen eine wichtige Rolle, wenn Patienten aufgrund körperlicher Einschränkungen ihren alten Beruf nicht mehr ausüben können. Für viele Patienten, die jahrzehntelang in einem bestimmten Beruf gearbeitet haben, kann es schwierig sein, sich plötzlich auf etwas Neues einstellen zu müssen. Das folgende Beispiel stammt aus einer orthopädischen Rehabilitationseinrichtung, in dem der Fall einer Patientin geschildert wird, die aufgrund anhaltender Rückenprobleme infolge von rezidivierenden Bandscheibenvorfällen ihrer bisherigen Tätigkeit nicht mehr nachgehen kann:

Fallbeispiel Frau D.: Neue berufliche Impulse in Trance erlangen
Frau D. (Anfang 40) befindet sich aufgrund von seit Monaten anhaltenden Schmerzen entlang der Wirbelsäule in einer ambulanten orthopädischen Rehabilitationsmaßnahme. Sie ist ungelernte Arbeiterin und seit 22 Jahren in einer Dosenfabrik tätig. Die monotone körperliche Arbeit mit wenig Spielraum für Positionswechsel führte dazu, dass sie ihre aktuelle Tätigkeit in der Fabrik nicht mehr fortführen kann. Sie hat zudem das Gefühl, durch die jahrzehntelange Schichtarbeit inzwischen ausgebrannt zu sein. Sie wünsche sich eine andere Arbeit, habe jedoch keinerlei Vorstellung, was sie sonst machen könne. Ich schlage ihr vor, Trancearbeit zu nutzen,

um Zugang zu unbewussten Ressourcen zu bekommen. Die Patientin lässt sich gerne darauf ein und gelangt durch ein Atempacing recht schnell in einen hypnotischen Zustand. Ich ermuntere ihre innere Instanz, einmal zu schauen, was nach oben kommt, wenn sie die alte Arbeit hinter sich lässt und sich erlaubt, beruflich etwas Neues auftauchen zu lassen, was immer das auch sein mag. Recht schnell schildert die Patientin, dass sie sich plötzlich mit einem Laptop auf ihrem Sofa im Wohnzimmer wiederfinde. Neben dem Laptop stünden ein Terminkalender und ein Telefon. Sie trage gerade Termine ein und koordiniere irgendwelche Aufgaben. Bei der Frage, wie sich das für sie anfühle, berichtet sie, dass sich das sehr angenehm und nach so etwas wie Freiheit anfühle. Tatsächlich passiert auch nichts weiter, und Frau D. sitzt weiter auf dem Sofa – vermutlich im Homeoffice – und arbeitet an einem Laptop, wobei sie sich zufrieden und gelassen erlebt. Ich verstärke das angenehme Körpererleben, bevor wir die ca. 20-minütige Hypnose beenden.
Wieder im Wachzustand angekommen, erzählt sie überrascht, dass sie an solch eine Form der Arbeit noch nie gedacht habe. Sie habe sich frei gefühlt und erleben können, wie sie dadurch im Alltag für die Betreuung ihrer Kinder sehr viel mehr Raum habe. Wenn sie sich ihre Arbeit etwas freier einteilen könne, würde sie wesentlich weniger Stress und Druck im Alltag erleben. Dadurch würden sicherlich auch ihre körperlichen Beeinträchtigungen deutlich besser werden. Sie erkennt selbständig psychosomatische Zusammenhänge, und wie sich die stressigen Belastungen im Alltag auf ihre Schmerzen im Bewegungsapparat ausgewirkt haben. Dies sei ihr bisher nicht so bewusst geworden. Sie kann diese neue Erfahrung als Impuls für ihre neue berufliche Orientierung mitnehmen und sieht mögliche Perspektiven, sich nach der über 20-jährigen Arbeit in der Dosenfabrik gut mit einer Alternative auseinandersetzen zu können.

Dies ist ein schönes Beispiel dafür, wie durch das Körpererleben in Trance zuweilen automatisch psychosomatische Zusammenhänge erkennbar und direkt erlebbar gemacht werden können. Die Patientin, die noch nie zuvor psychologische Gespräche in Anspruch genommen hatte, konnte ganz intuitiv ein psychosomatisches Entstehungsmodell ihrer körperlichen Beschwerden beschreiben, ohne sich je mit dieser Thematik zuvor beschäftigt zu haben.

Mitunter kann durch psychologische Hypnosesitzungen auch deutlich werden, dass eine weiterführende psychotherapeutische oder psychosomatische Behandlung notwendig ist. Hier ist es erforderlich, darauf zu verweisen, dass eine Beratung nicht mehr ausreicht, sondern professionelle therapeutische Hilfe angezeigt ist.

KAPITEL 8

Zusammenfassung und Fazit

Das freie Assoziieren ist eine der ältesten Interventionen in der modernen Psychotherapie und wurde von Sigmund Freud Ende des 19. Jahrhunderts direkt aus der Arbeit mit Hypnose heraus entwickelt. Abgesehen von Therapeuten, die hypnoanalytisch arbeiten, spielt die explizite Arbeit mit freien Assoziationen in der Hypnotherapie im 21. Jahrhundert kaum eine Rolle, insbesondere da hypnoanalytische Verfahren in der Breite kaum Anwendung finden. Auch außerhalb psychodynamischer Therapieverfahren hat das freie Assoziieren als Intervention eher Seltenheitswert. Da Assoziationen in jedem wie auch immer gearteten Therapieprozess spontan auftauchen, ist es sinnvoll, sich der assoziativen Arbeit gezielt zuzuwenden, um ihr volles Potential auszuschöpfen. Dabei geht es nicht zwangsläufig darum, der Ätiologie psychischer Beschwerden auf die Spur zu kommen, wie es die psychodynamischen Therapieverfahren anstreben, sondern insbesondere die Quelle der unerschöpflichen Ressourcen eines jeden Menschen anzuzapfen.

In dem vorliegenden Buch wird die Vielfalt der möglichen Anwendungsbereiche für die Arbeit mit freien Assoziationen beschrieben, und wie sich diese ideal mit Trancearbeit verbinden lassen. Die Intervention kehrt auf diese Weise zu ihrer Wurzel in die Hypnose zurück und bietet für die Individualisierung der Psychotherapie enorme Möglichkeiten. Dies stellt einen guten Weg dar, integrativ zu arbeiten und rigides Schulendenken zu überwinden. Gerade die Hypnotherapie, die sich aufgrund ihrer Historie keinem der großen Therapieverfahren zuordnen und sich leicht mit psychodynamischen, behavioralen, systemischen und humanistischen Methoden verbinden lässt, kann als pragmatischer Ansatz für integrative Psychotherapie dienen. Die Natur der Trancelogik kann dabei helfen, dass sich scheinbare Widersprüche zwischen Therapieverfahren »auflösen« lassen.

Es ist daher wichtig, freies Assoziieren in Hypnose nicht als eine eigenständige Methodik zu deklarieren und sich mit vermeintlich »neuen« Ansätzen von anderen Vorgehensweisen abzugrenzen, wie dies in den vergangenen Jahren leider zunehmend zu beobachten ist. In der Regel werden dabei bereits zuvor beschriebene Ansätze lediglich neu zusammengesetzt oder nur mit anderen Worten oder einer anderen Grundhaltung beschrieben.

Dieses Buch möchte das Gegenteil: Hier wird nichts grundlegend »Neues« berichtet, sondern lediglich der Einsatz einer altbewährten Intervention in einem bisher wenig beachteten Kontext in den Blick genommen. Das Vorgehen kann grundsätzlich als alleinige Therapiestrategie verwendet werden, wobei dies wohl eher auf Einzelfälle beschränkt bleibt, da in der Regel Elemente wie Psychoedukation, kognitive Reflexionsmöglichkeiten, Suggestionshypnosen, systemische Interventionen oder das Erarbeiten von Protokollen – je nach dem individuellen therapeutischen Hintergrund des Behandlers – zusätzlich sinnvoll sind.

Die gezielte Arbeit mit freien Assoziationen in Hypnose soll als vielfältige, praktisch angelegte und undogmatische therapeutische Herangehensweise dienen, um das Herausarbeiten von Ressourcen und das Lösen von Problemen in besonders kreativer Weise zu fördern. Dies birgt auch die exzellente Möglichkeit, die Entwicklung der Intuition von Therapeuten und Patienten im Blick zu haben. Diesem bisher eher wenig beachteten Aspekt in der Psychotherapie sollte gerade in der Ausbildung von Psychotherapeuten deutlich mehr Aufmerksamkeit geschenkt werden.

Die therapeutische Arbeit mit freiem Assoziieren in Hypnose erfordert neben einer seriösen und fundierten Psychotherapie- und Hypnotherapieausbildung ein hohes Maß an Fachwissen über psychische Erkrankungen und zugrundeliegende Störungsbilder mit entsprechender klinischer Erfahrung. Unter dieser Voraussetzung wird man mit dem Einsatz der freien Assoziation in Hypnose die Vielfalt und Flexibilität der eigenen psychotherapeutischen Praxis auf sehr individuelle und kreative Weise erweitern können. Dazu sei das Schlusswort dieses Buches Milton Erickson selbst überlassen:

»Jeder Mensch ist ein Individuum. Die Psychotherapie sollte deshalb so definiert werden, dass sie der Einzigartigkeit der Bedürfnisse eines Individuums gerecht wird, statt den Menschen so zurechtzustutzen, dass er in das Prokrustesbett einer hypothetischen Theorie vom menschlichen Verhalten passt« (Milton H. Erickson).

Literaturverzeichnis

Adinolfi, P., Loia, F. (2022). Intuition as Emergence: Bridging Psychology, Philosophy and Organizational Science. Frontiers in Psychology, 12: 787428.

Benaguid, G., Schramm, S. (2016). Hypnotherapie. Paderborn: Junfermann.

Berne, E. (1949). The Nature of Intuition. The Psychiatric Quarterly, 23(2): 203–226.

Berne, E. (1957). The Ego Image. The Psychiatric Quaterly, 31(4): 611–627.

Berne, E. (2005, 4. Auflage). Transaktionsanalyse der Intuition. Paderborn: Junfermann.

Biel, G. (2017). KIP im Vergleich zu anderen Behandlungsansätzen. In: H. Ullmann, A. Friedrich-Dachale, W. Bauer-Neustädter, U. Linke-Stillger. Katathym Imaginative Psychotherapie (KIP) (S. 17–21). Stuttgart: Kohlhammer.

Böhm, K. (2024). EMDR. Göttingen: Hogrefe.

Bollas, C. (2002). Free association. London: Icon Books.

Bollas, C. (2011). Die unendliche Frage – Zur Bedeutung des freien Assoziierens. Frankfurt a. M.: Brandes & Apsel.

Börne, L. (1823/1911). Die Kunst, in drei Tagen ein Originalschriftsteller zu werden. In: L. Geiger. Börnes Werke. Historisch-kritische Ausgabe, zweiter Band (S. 284–286, 356–357). Berlin: Bong.

Breitbach, K. (2023). Hypnose bei Borderline-Persönlichkeitsstörungen. Stuttgart: Klett-Cotta.

Breuer, J., Freud, S. (1895, 1987). Studien über Hysterie. Frankfurt a. M.: Fischer.

Brown, D., Fromm, E. (1986). Hypnotherapy and hypnoanalysis. Hillsdale, New York: Erlbaum.

Bushman, B., Baumeister, R., Stack, A. (1999). Catharsis, aggression, and persuasive influence: Self-fulfilling or self-defeating prophecies? J Pers Soc Psychol 76(3): 367–376.

Callara, A., Zelic, Z., Fontanelli, L., Greco, A., Santarcangelo, E., Sebastiani, L. (2023). Is Hypnotic Induction Necessary to Experience Hypnosis and Responsible for Changes in Brain Activity? Brain Sci 29;13(6): 875

Carryer, J., Greenberg, L. (2010). Optimal levels of emotional arousal in experiential therapy of depression. Journal of Consulting and Clinical Psychology 78: 190–199.

Cornell, A. (2023, 17. Auflage). Focusing. Reinbek bei Hamburg: Rowohlt.

Dahm-Mory, C. (2019). Arbeit an Glaubenssätzen. Psychotherapie im Dialog 20(02): 9–10.

Dorst, B., Vogel, R. (2014). Aktive Imagination. Stuttgart: Kohlhammer.

Fass, M., Brown, D. (1990). Creative Mastery in Hypnosis and Hypnoanalysis – A Festschrift for Erika Fromm. Lawrence Erlbaum Associates, Inc. Publishers.
Franz, M.-L. von (2001). Aktive Imagination. JUNGIANA – Beiträge zur Psychologie C. G. Jungs. Reihe A 10: 39–45.
Freud, S. (1912). Ratschläge für den Arzt bei der psychoanalytischen Behandlung. Gesammelte Werke VIII (S. 376–387). Frankfurt a. M.: Fischer.
Freud, S. (1913). Zur Einleitung der Behandlung (Weitere Ratschläge zur Technik der Psychoanalyse). Gesammelte Werke VIII (S. 454–478). London: Imago.
Freud, S. (1914). Zur Geschichte der psychoanalytischen Bewegung. Gesammelte Werke X (S. 43–113). London: Imago.
Freud, S. (1919). Wege der psychoanalytischen Therapie. In Mitscherlich, A., Richards, A., Strachey, J. Sigmund Freud Studienausgabe. Schriften zur Behandlungstechnik (Ergänzungsband, 4. Auflage, S. 239–249). Frankfurt a. M.: Fischer.
Freud, S. (1969). Kurzer Abriß der Psychoanalyse. Gesammelte Werke IX (S. 403–427). Frankfurt a. M.: Fischer.
Freud, S., Breuer, J. (1893). Über den psychischen Mechanismus hysterischer Phänomene. Vorläufige Mitteilungen. Neurologisches Zentralblatt, Bd. 12, Nr. 1.
Fritsche, K., Hartman, W. (2016, 3. Auflage). Einführung in die Ego-State-Therapie. Heidelberg: Carl-Auer.
Fruth, S. (2021). Imaginäre Körperreisen. Heidelberg: Carl-Auer.
Gerl, W., Riegel, B., Schweizer, C., Freund, U. (2015, 3. Auflage). Rauchen. In: D. Revenstorf, B. Peter, Hypnose in Psychotherapie, Psychosomatik und Medizin (S. 345–359). Heidelberg: Springer.
Geuter, U. (2018). Praxis Körperpsychotherapie. Berlin: Springer.
Gigerenzer, G. (2008, 18. Auflage). Bauchentscheidungen. München: Goldmann.
Gloster, A.T., Walder, N., Levin, M. E., Twohig, M.P., Karekla, M. (2020). The empirical status of acceptance and commitment therapy: A review of meta-analyses. Journal of Contextual Behavioral Science, 18: 181–192
Goldberg, P. (1988, 3. Auflage). Die Kraft der Intuition. Wie man lernt, seiner Intuition zu vertrauen. Bern, München, Wien: Scherz.
Grawe, K. (1995). Grundriss einer Allgemeinen Psychotherapie. Psychotherapeut, 40: 130–145.
Grimalt, A. (2022). Bion, Intuition and the expansion of psychoanalytic theory. London und New York: Routledge.
Haerlin, P. (1992). Ist die Psychoanalyse eine Trancetherapie? Hypn Kogn 9(1/2): 25–40.
Halsband, U. (2015, 3. Auflage). Neurobiologie der Hypnose. In: D. Revenstorf, B. Peter, Hypnose in Psychotherapie, Psychosomatik und Medizin. Berlin und Heidelberg: Springer.
Hayes, A., Strauss, J. (1998). Dynamic systems theory as a paradigm for the study of change in psychotherapy: An application to cognitive therapy for depression. Journal of Consulting and Clinical Psychology, 66(6): 939–947.

Hinrichs, R. (2001). Hypno-Analyse: Zur Integration hypnotischer Behandlungselemente in aufdeckende Einzelpsychotherapie bei Angstpatienten. Zeitschrift für Psychosomatische Medizin und Psychotherapie, 47(3): 277–289.

Jensen, M.P. (2015, 2. Auflage). Hypnose bei chronischem Schmerz. Heidelberg: Carl-Auer Verlag.

Jiang, H., White, M., Greicius, M., Waelde, L., Spiegel, D. (August 2017). Brain Activity and Functional Connectivity Associated with Hypnosis. Cerebral Cortex 27: 4083–4093.

Junghanns, K. (2023). »Und ich sehe die Blumen wirklich!«. Suggestionen:38–39.

Kachler, R. (2022, 6. Auflage). Hypnosystemische Trauerbegleitung. Heidelberg: Carl-Auer.

Kehyayan, A., Best, K., Schmeing, J., Axmacher, N., Kessler, H. (2013). Neural activity during free association to conflict-related sentences. Front. Hum Neurosci 7: 705.

Kinzel, C. (1993). Psychoanalyse und Hypnose. München: Quintessenz Verlags-GmbH.

Koemeda-Lutz, M. (2007). Was tragen Gefühle zu einer lebendigen Seele und einem vitalen Körper bei? Psychotherapie Forum 15: 85–95.

Kriz, J. (2001). Intuition in therapeutischen Prozessen. systhema 3: 217–229.

Lammers, C. (2015). Emotionsfokussierte Methoden. Weinheim: Beltz.

Lobb, M., Sciacca, F., Isidoro, S., Di Nuovo, S. (2022). The Therapist's Intuition and Responsiveness: What Makes the Difference between Expert and in Training Gestalt Psychotherapists. European Jornal of Investigation in Health, Psychology and Education 12: 1842–1851.

Lühr, K., Zens, C., Müller-Engelmann, M. (2021). Therapie-Tools Posttraumatische Belastungsstörung. Weinheim Basel: Beltz.

Markert, F. (2005). Hypnoanalyse – Ein Stiefkind der Psychoanalyse. Methoden und Techniken moderner Hypnotherapie und ihre möglichen Anwendungen in der Psychoanalyse. Forum der Psychoanalyse 21: 358–370.

Mertens, W. (2023, 2. Auflage). Psychoanalytische Behandlungstechnik. Stuttgart: Kohlhammer.

Moritz, S., Külz, A., Voderholzer, U., Hillebrand, T., McKay, D., Jelinek, L. (2019). »Phobie à deux« and other reasons why clinicians do not apply exposure with response prevention in patients with obsessive-compulsive disorder. Cogn Behav Ther 48(2): 162–176.

Oswald, W. (April 2017). Freie Hypnose und hypnotische Assoziation. Imagination 47–58.

Peichl, J. (2012). Hypno-analytische Teilearbeit. Stuttgart: Klett-Cotta.

Pekala, R. (2011). Reply to Wagstaff: »Hypnosis and the relationship between trance, suggestion, expectancy, and depth: Some semantic and conceptual issues«. Am J Clin Hypn 53(3): 207–227

Peter, B. (2003). In Memoriam Erika Fromm. Hypnose und Kognition (HyKog) 20(1+2): ii–iv.

Peter, B. (2009). Die Ideengeschichte des Unbewussten in Hypnose und Psychoanalyse. Hypnose-ZHH 4(1+2): 49–78.

Pittig, A., Kotter, R., Hoyer, J. (2019). The Struggle of Behavioral Therapists With Exposure: Self-Reported Practicability, Negative Beliefs, and Therapist Distress About Exposure-Based Interventions. Behavior Therapy 50(2): 353–366.

Reddemann, L. (2022, 23. Auflage). Imagination als heilsame Kraft. Stuttgart: Klett-Cotta.

Remmers, C., Michalak, J. (2016). Losing Your Gut Feelings. Intuition in Depression. Frontiers in Psychology 7: 1291.

Remmers, C. (2024). Telefongespräch am 03. Juli 2024.

Rießbeck, H. (2013). Einführung in die hypnodynamische Teiletherapie. Heidelberg: Carl-Auer.

Roudinesco, E., Plon, M. (2004). Wörterbuch der Psychoanalyse. Wien: Springer Verlag GmbH.

Rugenstein, K. (2019). Freie Assoziation und gleichschwebende Aufmerksamkeit. Göttingen: Vandenhoeck & Ruprecht.

Sachse, R., Fasbender, J. (2011). Focusing: Eine Therapietechnik zur Repräsentation affektiver Schemata. In: R. Sachse, J. Fasbender, J. Breil, M. Sachse, Perspektiven Klärungsorientierter Psychotherapie II (S. 131–155). Lengerich: Pabst.

Schmeing, J., Kehyayan, A., Kessler, H., Do Lam, A., Fell, J., Schmidt, A., Axmacher, N. (2013). Can the Neural Basis of Repression Be Studied in the MRI Scanner? New Insights from Two Free Association Paradigms. PLoS ONE 8(4): e62358.

Schröter, J. (2014). Die Entwicklung des Hypnotismus und Sigmund Freud. Heidelberg: Carl-Auer Verlag.

Scott, J. A. (2011). The Handbook of Brief Psychotherapy by Hypnoanalysis. Bloomington: AuthorHouse.

Seifert, A., Seifert, T., Schmidt, P. (2003). Der Energie der Seele folgen. Gelassen und frei durch aktive Imagination. Ostfildern: Patmos.

Strauß, B., Galliker, M., Linden, M., Schweitzer, J. (2021). Ideengeschichte der Psychotherapie. Stuttgart: Kohlhammer.

Tobey, H., Vacchiano, R. (1972). The Similarities between Hypnotic Induction and Freud's Free Association Technique. American Journal of Clinical Hypnosis 15(2): 86–92.

Treichler, M. (2022). Intuitive Psychiatrie, Psychosomatik und Psychotherapie: Pathogenese – Krankheitsverständnis – Therapie, Medikamentöse und psychotherapeutische Interventionen, von Angst bis Zwangsstörungen. Berlin: Salumed Verlag.

Ullmann, H., Friedrichs-Dachale, A., Bauer-Neustädter, W., Linke-Stillger, U. (2017). Katathym Imaginative Psychotherapie (KIP). Stuttgart: Kohlhammer.

Wagstaff, G. (2010). Hypnosis and the relationship between trance, suggestion, expectancy and depth: some semantic and conceptual issues. Am J Clin Hypn 53(1): 47–59

Wengenroth, M. (2017, 2. Auflage): Therapie-Tools Akzeptanz- und Commitmenttherapie (ACT). Weinheim: Beltz.

Wilhelm-Gößling, C., Schweizer, C., Dürr, C., Fuhr, K., Revenstorf, D. (2020). Hypnotherapie bei Depressionen. Stuttgart: Kohlhammer.

Wilke, E. (2017). Geschichte der KIP. In: H. Ullmann, A. Friedrichs-Dachale, W. Bauer-Neustädter, U. Linke-Stillger, Katathym Imaginative Psychotherapie (KIP). Stuttgart: Kohlhammer.

Wolf, T., Faerber, K., Rummel, C., Halsband, U., Campus, G. (2022). Functional Changes in Brain Activity Using Hypnosis: A Systematic Review. Brain Sci 13;12(1): 108.

Wöller, W., Kruse, J. (2011, 5. Auflage). Psychodynamische Psychotherapieverfahren. In: W. Senf, M. Broda, Praxis der Psychotherapie. Ein integratives Lehrbuch. Stuttgart: Thieme.

Wöller, W., Kruse, J. (2018, 5. Auflage). Tiefenpsychologisch fundierte Psychotherapie. Stuttgart: Schattauer.

Zhan, J., Yu, S., Cai, R., Xu, H., Yang, Y., Ren, J., Luo, J. (2021). The effects of written catharsis on anger relief. Psych J 10(6): 868–877.

Zimmer, D. (2009, 3. Auflage). Supervision in der Verhaltenstherapie. In: J. Margraf, S. Schneider, Lehrbuch der Verhaltenstherapie, Bd. 1: Grundlagen, Diagnostik, Verfahren, Rahmenbedingungen. Heidelberg: Springer.

Zindel, J. (1994). Hypnose als Werkzeug therapeutischer Nähe. Experimentelle und Klinische Hypnose 10: 23–34.

Zindel, J. (2009). Überblick über die Hypnoanalyse. Hypnose-ZHH 1+2: 177–188.

Zindel, J. (2015, 3. Auflage). Hypnoanalyse. In: D. Revenstorf, B. Peter. Hypnose in Psychotherapie, Psychosomatik und Medizin (291–304). Berlin und Heidelberg: Springer.